DE LA

FIÈVRE INTERMITTENTE

CHEZ LES ENFANTS

PAR

Le Dr Léopold GALLAND,
Ancien interne provisoire des hôpitaux de Paris, (Concours, années 1875 et 1876),
Membre correspondant de la Société anatomique,
Membre de la Société zoologique de France.

PARIS
A. PARENT, IMPRIMEUR DE LA FACULTE DE MEDECINE
29-31, RUE MONSIEUR-LE-PRINCE, 29-31

1879

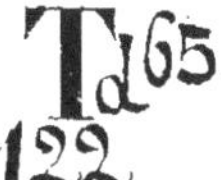

DE LA

FIÈVRE INTERMITTENTE

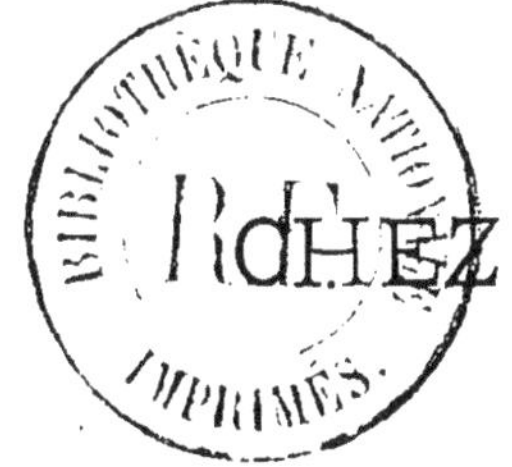

CHEZ LES ENFANTS

PAR

Le Dr Léopold GALLAND,
Ancien interne provisoire des hôpitaux de Paris, (Concours, années 1875 et 1876),
Membre correspondant de la Société anatomique,
Membre de la Société zoologique de France.

PARIS
A. PARENT, IMPRIMEUR DE LA FACULTE DE MEDECINE
29-31, RUE MONSIEUR-LE-PRINCE, 29-31

1879

A LA MEMOIRE DE MA MÈRE

A MON PÈRE

A TOUTE MA FAMILLE

A MES DEUX MEILLEURS AMIS

LES DOCTEURS Ch. MAYGRIER et Jules OTT

A MES MAÎTRES DANS LES HÔPITAUX

A M. LE DOCTEUR HENRI LIOUVILLE

Professeur agrégé à la Faculté de médecine,
Médecin des hôpitaux,
Membre de l'Assemblée nationale.

Qu'il veuille bien accepter le faible témoignage de ma profonde reconnaissance pour les bons conseils qu'il n'a cessé de me prodiguer.

A MON VÉNÉRÉ MAÎTRE

LE DOCTEUR A. DESPRES

Professeur agrégé à la Faculté de médecine,
Chirurgien de l'hôpital Cochin,
Chevalier de la Légion d'honneur.

DE LA

FIÈVRE INTERMITTENTE
CHEZ LES ENFANTS

HISTORIQUE ET INTRODUCTION.

Lorsqu'on parcourt les écrits des médecins qui se sont occupés de la pathologie de l'enfance, depuis une quarantaine d'années environ, on est étonné de ne trouver dans aucun d'eux une description un peu précise et détaillée de la fièvre intermittente chez les enfants, et particulièrement chez les enfants à la mamelle. C'est ainsi que nous avons successivement mais vainement cherché dans les ouvrages de Billard (1), de Boudin (2), de Becquerel (3), de Clarion, de Berton (4), de Valleix (5), de Vannier (du Havre), de Richard (6) (de Nancy), de Barrier (7), de Colin (8), une his-

(1) Billard.
(2) Boudin. Traité des fièvres intermitt., rémitt. et continues, 1842.
(3) Becquerel. Clin. des hôpitaux des enfants, 1842.
(4) Berton. Traité des maladies des enfants.
(5) Valleix. Clinique des maladies des enfants nouveau-nés.
(6) Richard. Traité pratique des maladies des enfants.
(7) Barrier. Traité pratique des maladies de l'enfance, 1861.
(8) Colin. Traité des fièvres intermittentes, 1870.

toire de l'affection que nous nous proposons d'étudier ici; ces différents auteurs ne font que la signaler sans la décrire, ou même, et c'est le plus grand nombre, la passent complétement sous silence, et aujourd'hui, dans les traités classiques de pathologie infantile les plus justement estimés (Roger, Rilliet et Barthez-West), c'est à peine si on trouve quelques notions à cet égard, et encore convient-il d'ajouter que le peu qu'il en est dit est à peu près exclusivement applicable à la seconde période de l'enfance, mais non aux enfants nouveau-nés, aux enfants à la mamelle. Seul M. Bouchut, dans son Traité pratique des maladies des nouveau-nés, et après lui MM. Picot et d'Espine, dans leur Manuel pratique des maladies de l'enfance, consacrent un assez long chapitre à l'histoire de la fièvre intermittente chez les jeunes enfants.

Dans les contrées marécageuses cependant, où la fièvre d'accès règne d'une façon épidémique, dans notre colonie algérienne en particulier, plus près de nous encore, au sein même de notre France, dans la Sologne, cet affreux pays « où, dit Burdel (1), sur 100 enfants il y en a 70 de languissants par l'intoxication paludéenne, » dans la Bresse, le Berry, l'Orléanais, il n'avait pas échappé depuis longtemps déjà à l'attention des observateurs que les enfants, eux aussi, payaient un large tribut à l'intoxication paludéenne, et cela dès leur naissance. On n'avait pas tardé même à remarquer combien chez eux cette fièvre revêtait un cachet de gravité tout spécial et entraînait rapidement la mort dans un très-grand nombre de cas (forme pernicieuse). On connaissait bien surtout la forme chronique de l'infection; on savait avec quelle rapidité souvent désespérante se développe l'état de cachexie paludéenne chez les

(1) Burdel. Recherches sur les fièvres paludéennes, 1857.

jeunes sujets, combien cette cachexie est lente et difficile à guérir. « L'homme, dit Fodéré (1), parlant des marais de la Bresse, l'homme commence dès sa plus tendre jeunesse à éprouver les atteintes funestes de cette terre malheureuse ; à peine est-il sevré que son teint devient basané, que ses yeux se couvrent d'une teinte bilieuse ; il maigrit, il ne prend aucun développement, il ne vit pas, il végète, etc. » Il semblerait donc naturel, après tout ce que nous venons de voir, que dans les pays à endémie au moins, la symptomatologie de la fièvre intermittente eût été soigneusement étudiée et décrite par les médecins qui ont eu l'occasion de l'observer. Il n'en est rien cependant. On discute beaucoup pour savoir si le fœtus *encore dans le sein de sa mère* est susceptible de contracter les fièvres d'accès ; on pose la question de la fièvre intermittente héréditaire et congénitale, et c'est ainsi que dès l'année 1687, Sue (2) rapporte le cas « d'une fille de Lille, âgée de 20 ans, mariée à un homme de même âge et mélancolique, et qui eut au bout de trois semaines la fièvre quarte ; quelque temps après, elle devint grosse. Elle conserva cette fièvre tout le temps de sa grossesse, et elle accoucha à terme au milieu d'un accès ; sa fille prit la fièvre en sa place, et elle dura jusqu'à la mort au bout de vingt-deux mois. Cette enfant, extrêmement maigre, avait le ventre très-gros et distendu par une tumeur descendant de l'hypogastre gauche à la région inguinale du même côté. Le Dr Delabarre fit l'autopsie et put constater que cette tumeur n'était autre chose que la rate occupant tout cet espace et pesant 9 livres. « On s'occupe beaucoup encore de prouver que l'affection peut être donnée par la nourrice à son nourrisson ; on daigne même

(1) Fodéré, cité par Boudin.
(2) Sue. République des lettres, p. 720, Ann. 1687.

enfin quelquefois se préoccuper de l'intéressante question du traitement, bien qu'ici on agisse le plus souvent encore empiriquement sans essayer d'asseoir consciencieusement son diagnostic. Sachant en effet combien le péril est immédiatement grand pour les sujets jeunes dans ces pays, on n'attend pas une minute; pour intervenir activement; et dès qu'un enfant est atteint de refroidissement et d'un mouvement fébrile, on administre le sulfate de quinine, « même, dit M. Jules Simon, si l'accès fébrile s'était developpé à l'occasion d'une indigestion, d'une diarrhée, d'une bronchite, d'un coryza, ou d'une amygdalite. » Ici, l'extrême gravité trop bien connue du mal nuit à la saine investigation de ses caractères cliniques. Quant à la symptomatologie, nous le répétons, et quant à la marche de l'affection, aucun médecin ne semble avoir à cœur de les étudier et de s'assurer si à cet âge le tableau clinique est le même que chez l'adulte, ou s'il est différent.

Dans les climats salubres, le silence des auteurs se comprend mieux; Il est certain d'une part que l'affection y est beaucoup moins fréquemment observée; il est certain d'autre part que l'allure clinique spéciale que revêt l'intoxication paludéenne à cet âge de la vie a dû longtemps égarer les observateurs, d'autant mieux que n'y pensant pas et ne pouvant d'ailleurs tirer aucun renseignement des petits malades qu'on est appelé à soigner, on éprouve alors les plus grandes difficultés à établir un diagnostic raisonné. Il est enfin une dernière cause d'erreur que nous tenons à signaler, parce que c'est elle à notre avis, qui a peut-être le plus contribué à embrouiller la symptomatologie de la fièvre paludéenne du jeune âge, c'est la fréquence de la fièvre intermittente symptomatique survenant, ainsi que cela a lieu d'ailleurs, mais beaucoup moins fréquemment chez l'adulte, à l'occasion des affections aiguës, au début ou dans la convalescence de ces affections, dans certaines affections chroniques mêmeet dans quelques autres circonstances encore que nous aurons à passer en revue.

Il semble, en effet, que ce soit un des caractères du mouvement fébrile dans le jeune âge, d'être intermittent; chez l'enfant, cet être si éminemment impressionnable, cette frêle organisation qu'un rien trouble et émeut, la plus légère influence extérieure suffit, comme dit Guiet, « à faire surgir une réaction fébrile qui est tout l'analogue des fièvres intermittentes. » C'est ainsi que Rilliet et Barthez disent : « avoir vu souvent le mouvement fébrile prodromique de celui qui accompagne les affections thoraciques revêtir la forme rémittente ou *intermittente* ; mais c'était *l'élément catarrhal qui donnait à la fièvre cette allure spéciale.* » Aussi retrouvons-nous ce caractère du mouvement fébrile :

1° Dans la coqueluche, « dans les épidémies du siècle dernier, il paraît que cette complication était loin d'être rare; « la fièvre était tantôt quotidienne, tantôt tierce, tantôt double-tierce (1). »

2° Dans toutes les affections catarrhales des voies respiratoires (trachée, bronches, poumon);

3° Dans le catharre gastro-intestinal (fièvre muqueuse, fièvre rémittente) et dans la fièvre typhoïde où quelquefois l'intermittence du mouvement fébrile s'est prolongée pendant tout le 1er septénaire;

4° Dans les fièvres éruptives.

5° Enfin même dans certaines affections inflammatoires ou phlegmasies franches. Bien longue est donc déjà, comme nous le voyons, la liste des maladies de l'enfance

(1) Rilliet et Berthez.

qui peuvent en imposer pour une fièvre d'accès vraie, essentielle, idiopathique. Nous ne l'avons cependant pas encore épuisée, et tous les jours nous pouvons voir des accidents fébriles intermittents se développer chez les enfants, à l'occasion de l'évolution d'une première dent, à l'occasion de la présence de vers intestinaux, de moins que cela encore, de la constipation, d'une simple indigestion.

Dans tous les cas que nous venons de passer en revue, l'erreur sur la cause réelle des accidents est d'autant plus facile à commettre que souvent le sulfate de quinine a sur eux une influence favorable, et ce serait une erreur de croire, en effet, que le sulfate de quinine est la pierre de touche infaillible quand il s'agit de décider si on est réellement en présence d'une affection de nature paludéenne ou due à une autre cause; ne voyons-nous pas tous les jours ce médicament administré chez l'adulte contre les accès fébriles des phthisiques, et contre toutes les affections à manifestations périodiques dans lesquelles la périodicité n'a rien à voir avec l'élément paludéen, ce médicament, disons-nous, faire disparaître les accès, comme s'il s'agissait de la fièvre intermittente la plus légitime imitant en cela, qu'on nous permette ce rapprochement, l'iodure de potassium qui, lui aussi, s'il est le médicament par excellence des accidents tertiaires de la syphilis, n'est pas toujours le critérium absolu du diagnostic étiologique? Or, il en est de même chez l'enfant à propos du sulfate de quinine, et comme le fait remarquer Guiet : « La fièvre intermittente modifie profondément le système nerveux; la quinine également modifie l'excitabilité nerveuse, et par suite la fièvre. »

Faisons remarquer enfin que si, dans les pays salubres, les accès fébriles intermittents symptomatiques sont fréquents et d'une interprétation étiologique souvent difficile, combien cela est plus vrai encore dans les pays à endémie palustre où, dans les mêmes circonstances que précédemment, l'intermittence n'est plus seulement le fait de l'affection aiguë ou chronique, locale ou générale, à l'occasion de laquelle elle s'est développée, mais est bien réellement aussi sous l'influence du miasme palustre, en ce sens que la moindre altération organique suffit ici à éveiller le génie paludéen à l'état latent, de sorte qu'on se trouve en présence d'une affection très-complexe dans laquelle le sulfate de quinine est tout puissant. Quoi qu'il en soit, dans tous ces cas, nous nous refusons à voir autre chose que des accès intermittents, mais ce n'est pas une fièvre intermittente vraie, dans le sens qu'on doit donner à ce mot, celui d'une pyrexie essentielle, idiopathique, causée, par le miasme paludéen! Que le diagnostic ne soit pas toujours facile, nous ne le contestons pas, et nous nous efforcerons plus loin de nous débrouiller dans ce chaos symptomatique. Que le traitement ne soit pas non plus la pierre de touche infaillible, nous ne le contestons pas davantage, mais nous n'en persistons pas moins à affirmer la réalité, la grande fréquence même de la fièvre intermittente de cause palustre chez les enfants, et nous nous permettrons de dire dès maintenant avec M. Jules Simon : « Quand tous les remèdes en crédit ont épuisé en vain leur action pour combattre des accidents sur la nature desquels on est hésitant et que le sulfate de quinine les guérit en un tour de main; quand ensuite, remontant le cours des antécédents du malade, on arrivera à découvrir l'origine palustre, il faudra bien s'incliner ».

Qu'on nous pardonne ce préambule un peu long, peut-être, mais il nous a paru absolument nécessaire pour nous expliquer la raison de cette espèce d'indifférence que les médecins ont témoignée à l'égard de la fièvre intermittente des enfants, indifférence qui fait dire à Guiet : « Que les auteurs qui ont traité des maladies de l'enfance se sont pour ainsi dire copiés les uns les autres, enregistrant ainsi les observations de leurs devanciers, sans se donner la peine de les soumettre au creuset de l'observation clinique. »

Il faut arriver, en effet, jusqu'en 1845, époque à laquelle M. Bouchut, le savant médecin de l'hôpital des Enfants, publia ses premières recherches sur la matière pour trouver de l'affection qui nous occupe une description consciencieuse et détaillée. A ce médecin revient l'honneur d'avoir le premier indiqué la fréquence de la fièvre intermittente chez les enfants, particulièrement chez les enfants à la mamelle, c'est-à-dire à l'âge qu'on avait le plus négligé jusqu'alors d'étudier, et ceci non-seulement dans les pays à endémie palustre, mais dans les pays salubres mêmes et dans les grands services hospitaliers de Paris en particulier; à lui surtout l'honneur d'avoir bien décrit l'allure toute spéciale que revêt l'intoxication paludéenne chez les jeunes sujets « fournissant ainsi un curieux exemple de la modification que l'âge peut imprimer aux maladies », enfin d'avoir, dès cette époque, indiqué déjà la gravité plus considérable de l'affection chez l'enfant que chez l'adulte, et fait ressortir les difficultés du diagnostic.

Toutefois, que M. Bouchut nous permette de lui adresser ici une légère critique, et qu'il nous la pardonne, mais il ne nous semble pas que cet auteur ait très-nettement entrevu la marche de l'affection, ni suffisamment indiqué ses dangers ultérieurs. « La fièvre intermittente des jeunes enfants, dit-il, est assez grave, et malgré tout cependant facile à guérir. » Oui, certes, si on n'entend parler que des accès aigus. Mais ce qui assombrit singulièrement le pronostic, ainsi que nous le verrons, c'est moins la gravité actuelle du mal, bien qu'il faille toujours compter avec les formes pernicieuses, que la tendance aux récidives, aux rechutes, et consécutivement l'anémie, puis la cachexie, en dépit souvent du traitement le plus suivi et le plus intelligemment appliqué, à ce point même, comme le fait remarquer M. Jules Simon, qu'il faut continuer l'usage du sulfate de quinine pendant des mois, des années, et même toute la vie.

Depuis la publication du travail de M. Bouchut, de nombreux observateurs sont venus, du reste, confirmer ces premières recherches, et en les complétant soit dans des revues, soit dans des journaux, ont fait faire un progrès considérable à l'histoire de l'affection qui nous occupe. Nous rappellerons particulièrement les travaux de Sémanas (1), qui s'est attaché surtout à l'étude de la fièvre pernicieuse qu'il a observée sur une vaste échelle dans notre colonie algérienne; ceux de Putégnat, d'Alexandre (de Sparte) (2), de Liegey, pour la forme pernicieuse également, ceux de Ebrard (de Bourg) (3), de Schnitzer (4), d'Alaboisette (5), de Pître-Aubanais pour la forme intermittente simple; ceux encore de Valleix (6), de Guiet (7), de Luc (8), de Bohh (9), etc. — Enfin, dans ces derniers temps tout à fait, ceux de M. Jules Simon qui, dans ses conférences de thérapeutique infantile professées à l'hôpital des Enfants malades, publiées dans le *Progrès médical* de 1878, et

(1) Sémanas. De la fièvre pernicieuse chez les enfants à la mamelle.

(2) Alexandre (de Sparte). Deutsche klinik. 1854.

(3) Ebrard (de Bourg). Union médicale, 8 et 13 janvier 1848.

(4) Schnitzer Union médicale, 18 septembre 1849.

(5) Alaboisette. Union méd., 23 août 1851.

(6) Valleix. Guide du médecin praticien, 5e édit., revue par Lorain, 1866. Du même : Union médicale, 10 et 12 octobre, 1848.

(7) Guiet. Gaz. méd. de Paris, 1850 et 1858.

(8) Luc, Courrier méd., 1865, nº 5.

(9) Bohn. Revue des sciences médicales, avril 1873.

réunies depuis en un fascicule (1), a donné de ce sujet la description la plus exacte et la plus complète qu'on eût jusqu'à présent.

Grâce à ces nombreux travaux, on peut affirmer qu'aujourd'hui la fièvre intermittente a sa place bien marquée dans le cadre des affections du jeune âge, place qu'elle ne tardera pas aussi, nous l'espérons, à occuper dans les traités classiques de pathologie infantile. — Ayant eu nous-même l'occasion, dans le cours de nos études médicales, d'étudier un peu cette affection, ayant eu surtout l'heureuse chance de voir tomber entre nos mains, grâce à l'extrême obligeance du Dr Ch.-Henri Petit, ancien interne des hôpitaux, que nous tenons pour ce fait à remercier chaleureusement ici, quelques observations absolument inédites, et qui nous ont paru intéressantes à plusieurs points de vue, nous avons songé à faire de la fièvre intermittente des enfants le sujet de notre thèse inaugurale, trop heureux si les quelques faits que nous apportons ici ont la bonne fortune de provoquer de nouvelles recherches de la part de plus compétents et de plus autorisés que nous, sur ce chapitre de pathologie infantile, si intéressant et si longtemps négligé par les auteurs.

Que M. le Dr J. Simon, qui a bien voulu aussi nous encourager dans l'idée de ce travail, nous permette de lui adresser ici nos plus sincères remercîments.

ÉTIOLOGIE.

Nous ne croyons pas devoir nous étendre longuement sur l'étiologie de la fièvre intermittente palustre chez les enfants ; elle a la même origine, la même nature que

(1) J. Simon. Conférences de thérapeutique infantile, recueillies par Chambard, interne des hôpit. Paris, 1879.

chez l'adulte, et « elle se développe dans des conditions absolument semblables à celles qui président à son développement chez ce dernier » (Bouchut). Le miasme des marais, voilà donc la cause unique, ou à peu près, de la fièvre intermittente chez l'adulte comme chez l'enfant, et quelques rares exceptions encore mal déterminées n'enlèvent rien à la force et à la généralité de cette assertion. Chez l'adulte, en effet, et dans les pays salubres, on voit quelquefois des accès de fièvre intermittente se développer sans qu'on puisse retrouver la trace d'une infection préalable, c'est-à-dire dans des lieux où il était impossible d'en accuser ni cours d'eau, ni marais, ni flaques d'eau stagnantes, ni matières végétales en putréfaction, etc., etc.

Valleix (*Guide du médecin praticien*) cite un cas de fièvre pernicieuse qu'il a observé dans sa pratique, chez un sujet habitant auprès du jardin du Luxembourg, et qui n'avait jamais eu d'accès de fièvre, n'avait jamais séjourné dans un pays marécageux. Or, chez l'enfant, il en est et il devait en être de même ; si dans quelques cas il est facile de retrouver l'origine des accidents qu'on observe, lorsqu'on apprend, par exemple, que l'enfant a été nourri et élevé dans des pays où la fièvre palustre règne endémiquement, il en est d'autres dans lesquels l'interprétation pathogénique devient déjà plus difficile. Rappelons donc ici l'influence sur le développement des miasmes paludéens des terrains humides, celle d'un sol nouvellement défriché, et il est par exemple aujourd'hui complétement avéré qu'à Paris même, depuis que dans un but d'embellissement de la ville, on a profondément remué le sol, les cas de fièvre intermittente sont devenus beaucoup plus fréquents. Enfin il est des cas dans lesquels le problème étiologique reste tout entier à résoudre.

Pour ces derniers seulement invoquerons-nous l'influence des habitations malsaines, humides, mal éclairées, celle d'une alimentation de mauvaise nature ? Ce qui fait dire à certains auteurs que la fièvre intermittente « est une maladie *des classes pauvres* » ? (Bouchut, Schmitz-zer) (1). Nous n'avons pas autorité pour décider si véritablement ces causes suffisent seules à engendrer la fièvre intermittente, ou si elles ne doivent être considérées que comme de simples causes prédisposantes. — Toutefois nous croyons que plus on avancera dans l'étude de la nature et du mode de production du miasme qui engendre la fièvre intermittente, moins on observera de ces cas en apparence réfractaires aux données pathogéniques communes et habituelles, et plus aussi on établira l'unité et l'identité de nature de la fièvre intermittente chez l'adulte et chez l'enfant, identité que l'extrême fréquence des accès intermittents symptomatiques chez ce dernier a si longtemps contribué à faire méconnaître. Or, nous devons à la vérité de dire que ce côté de la question laisse encore beaucoup à désirer, et dans la plupart des observations de fièvre intermittente chez les enfants que nous avons lues, nous avons été étonnés de voir combien peu on se préoccupe de rechercher l'origine possible des accidents, la porte d'entrée de la maladie, comme si cette question n'était pas seulement intéressante au point de vue de la science pure, mais encore et surtout au point de vue prophylactique.

Chez l'enfant, du reste, à côté de la contagion directe, individuelle et par les voies ordinaires, il faut signaler la possibilité d'une infection par l'intermédiaire du sang maternel et par le lait même d'une nourrice mercenaire. En ce qui concerne le premier mode de contagion, certains auteurs sont allés jusqu'à admettre que le fœtus *encore*

(1) Schmitz-Zer. Journ. für Kinderkrankheiten, *t.* XI.

dans le sein de sa mère était susceptible de contracter les fièvres d'accès ; rappelons, à ce propos, le cas du professeur Stokes, de Dublin : « Une femme enceinte, affectée de fièvre tierce, aurait ressenti des mouvements convulsifs du fœtus dont les paroxysmes avaient cela de remarquable, qu'ils correspondaient directement aux jours d'apyrexie de la mère. » Rappelons encore celui de Schuriz, cité par Jacquemier, dans lequel il est question d'une femme qui, atteinte pendant sa grossesse d'une fièvre paludéenne quarte, ressentait dans le dernier mois de sa gestation, avant ou après le paroxysme de la fièvre, « le fœtus s'agiter, trembloter, se rouler manifestement d'un côté à l'autre. » Nous n'avons pas à discuter la valeur de ces faits dont nous aurions pu donner bien d'autres exemples, mais qui ne nous offrent, nous l'avouons, qu'un intérêt très-médiocre. Ce qui, en tous cas, ne paraît plus douteux aujourd'hui, c'est que l'enfant puisse, dès la vie intra-utérine, subir, comme dit Trousseau, la funeste influence du milieu dans lequel sa mère vivait et hériter d'elle, en naissant, du germe de l'affection dont elle avait souffert pendant sa grossesse ; autrement comment expliquerions-nous ces engorgements viscéraux congénitaux ; cette hypertrophie de la rate, souvent si considérable dès la naissance, cette teinte cachectique toute spéciale de certains nouveau-nés, qu'un grand nombre de médecins ont pu constater d'une façon évidente dans les pays à endémie palustre, et dont Pître-Aubanais, Hawelka, J. Frank, Reil, pour en citer quelques-uns, ont rapporté des exemples probants?

Quant au deuxième mode de contagion, par le lait d'une nourrice, il est beaucoup plus contesté, bien qu'*à priori* le fait ne paraisse pas invraisemblable et qu'on puisse même plaider les analogies, ainsi que l'ont fait d'ailleurs les observateurs qui soutiennent cette opinion, comme J. Frank, comme Boudin, Ebrard, etc.; mais si ces auteurs affirment le fait et donnent des preuves à l'appui, d'autres, comme M. Bouchut, le mettent en doute ou même le nient formellement, comme Gardien et Burdel. De nouvelles recherches sont donc nécessaires sur ce point qui ne nous semble, du reste, pas complétement dénué de tout intérêt pratique, puisque, s'il était parfaitement prouvé qu'une nourrice atteinte de fièvre intermittente pût communiquer la maladie à son nourrisson, il y aurait, dansce cas, nécessité absolue d'enlever l'enfant à sa nourrice et de lui en donner une autre.

En résumé, non-seulement les causes qui produisent la fièvre intermittente chez l'adulte existent également chez l'enfant, mais encore celui-ci, en raison de la susceptibilité spéciale à son âge, est peut-être plus exposé que celui-là à subir la fâcheuse influence des miasmes paludéens et, dans certains cas enfin, il peut tenir ce triste héritage de sa mère en naissant. Nous étonnerons-nous maintenant qu'étant données des sources d'infection aussi nombreuses, la fièvre intermittente soit un fait si fréquent du jeune âge?

SYMPTOMES.

Il existe, au point de vue de la symptomatologie de la fièvre intermittente, des différences bien tranchées suivant qu'on est en présence de la forme aiguë ou chronique. Dans le premier cas, l'affection est constituée par une série de paroxysmes ou d'accès interrompus par des rémissions et revenant à des intervalles périodiques plus ou moins espacés, et tantôt très-régulièrement, tantôt, au contraire, d'une façon irrégulière. Dans le deuxième cas, des accidents nouveaux, résultant à la fois et du trouble général apporté à l'économie par les accès précédents et surtout de l'imprégnation lente de l'organisme entier par le miasme paludéen, donnent à la maladie la physionomie d'une affection à allure continue, interrompue seulement, de temps à autre, par le retour des paroxysmes de l'état aigu. En outre, la maladie peut être légère, caractérisée seulement par les accès fébriles, et « dégagée, comme dit Grisolle, de tous les accidents et complications qui peuvent la rendre méconnaissable et sont souvent assez graves pour compromettre la vie : » c'est la forme *simple*; ou, au contraire, présente une gravité spéciale qu'elle emprunte soit à la violence inusitée de ses manifestations propres, soit à l'apparition de symptômes nouveaux et diversement localisés sur les principaux organes ou appareils de l'économie : c'est la *forme pernicieuse*. Nous comprenons donc qu'en présence de manifestations aussi profondément diverses, il soit impossible de donner de la fièvre intermittente une description commune et générale, et qu'il faille immédiatement établir des divisions dans son étude. Voyons donc d'abord la *forme simple*.

I. Fièvre intermittente simple aigue.

Mais avant de décrire la forme aiguë de l'empoisonnement palustre chez l'enfant, nous croyons utile de retracer d'abord à très-grands traits la physionomie clinique de cette même forme chez l'adulte.

A. Tableau de la fièvre intermittente simple aigue chez l'adulte.

La forme aiguë de la fièvre intermittente se caractérise, avons-nous dit, par une série d'accès ou paroxysmes ; or, chaque accès se partage, à son tour, en trois temps ou stades, dits de froid (ou de frisson), de chaleur et de sueur.

a. *Stade de froid.* — Qu'il y ait eu ou non quelques prodrômes plus ou moins légers et, en tout cas, ordinairement fort courts, la maladie s'annonce brusquement par un frisson, commençant aux extrémités ou dans le dos et les lombes, pouvant y rester localisé, mais s'étendant généralement bientôt au corps tout entier, d'intensité très-variable, depuis la simple horripilation avec saillie des bulbes pileux (chair de poule) jusqu'au claquement de dents avec tremblement convulsif des membres, depuis le simple frissonnement jusqu'à l'algidité; frisson qui s'accompagne d'un refroidissement marqué des extrémités des doigts, du nez, des oreilles, avec coloration bleuâtre ou livide de ces mêmes parties; en même temps, la face est plombée, les yeux sont caves et hagards, la voix tremblante et cassée; la peau du reste du corps est pâle, contractée, ridée, ordinairement sèche, et elle est le siège d'une sensation de picotement et de froid intense. La respiration est courte, anxieuse; le pouls est petit, fréquent; la langue sèche; la soif vive; quelquefois on observe des vomissements, enfin les urines sont fréquentes, pâles et aqueuses. Après une durée de une heure à deux en moyenne, tous les phénomènes précédents se modifient et alors commence le deuxième stade.

b. *Stade de chaleur.* — Venant d'abord par bouffées et alternant encore avec des frissons, elle se généralise bientôt et augmente graduellement d'intensité. La peau rougit, devient brûlante, le visage est turgescent, la céphalalgie et la soif augmentent, le délire peut même survenir, l'anxiété est moindre cependant en général, le pouls prend de l'ampleur, les urines deviennent rares, rouges, brûlantes, enfin, après une durée de quatre heures en moyenne (Grisolle), la peau, d'abord sèche, s'humecte peu à peu, et le troisième stade commence.

c. *Stade de sueur.* — Caractérisé, lui, par une sueur d'abord partielle, puis générale, d'abondance variable. On ne tarde pas à voir se produire un amendement progressif de tous les symptômes précédents, jusqu'à ce qu'enfin un sommeil réparateur vienne s'emparer du malade et ramène le calme dans son organisme troublé. Tel est l'accès aigu de la fièvre intermittente simple chez l'adulte, dans les cas ordinaires, dans nos climats et au début de l'affection. Sa durée moyenne est d'environ six à dix heures (Hirtz, *Dict. Jaccoud*), et après un intervalle de durée variable, suivant le type que revêt la fièvre (quotidien, tierce, quarte, quinte, double tierce, etc., etc.), l'accès se reproduit et ramène la série des phénomènes que nous avons passés en revue. Le plus ordinairement, disons-le, du reste, c'est le type tierce qu'on observe, et cela est si vrai que certains auteurs, Trousseau entre autres, se défient des accès quotidiens chez l'adulte, et Guiet dit « que chez l'adulte les rémittences quotidiennes indiquent presque toujours une lésion organique cachée. »

B. TABLEAU DE LA FIÈVRE INTERMITTENTE AIGUE SIMPLE CHEZ L'ENFANT.

Or les choses se passent-elles ainsi chez l'enfant? Il s'en faut dans la majorité des cas, ainsi que nous allons le voir. Chez lui, l'allure clinique est plus complexe encore, et comme le fait remarquer M. Jules Simon, auquel nous demandons la permission de faire de nombreux emprunts dans la description qui va suivre, il y a une grande différence dans la physionomie de l'accès aigu de fièvre intermittente, suivant qu'on a affaire à la période de la première ou de la seconde enfance.

Aussi nous autorisant du nom de cet auteur, étudierons-nous séparément l'affection : 1° chez l'enfant à la mamelle et au-dessous de 2 ans ; 2° chez l'enfant au-dessus de 2 ans, et jusqu'à 6 ou 8 ans, âge auquel les différences dans la physionomie clinique des maladies, chez l'adulte ou dans le premier âge, commencent à s'effacer, et ne légitiment déjà plus qu'on en fasse une description séparée.

1° *Chez enfants à la mamelle et au-dessous de 2 ans.* — Nous savons que chez l'adulte, dans nos climats, dans les formes franches et dans les premiers accès de l'affection, les paroxysmes fébriles éclatent sinon constamment, du moins le plus souvent dans la matinée ou la seconde partie de la nuit. Or, chez l'enfant, les accès ne paraissent pas avoir de tendance marquée pour tel moment plutôt que pour tel autre, et ils se montrent indifféremment la nuit ou dans la journée et à des heures différentes.

Qu'ils soient, du reste, nocturnes ou diurnes, ils offrent aussi trois périodes; mais, de l'aveu de presque tous les observateurs, il s'en faut que ces trois périodes soient ici aussi distinctes, aussi nettement tranchées qu'elles le sont chez l'adulte.

a. *Stade de froid.* — Le frisson tel qu'il faut le comprendre manque ordinairement, et si la sensation de froid existe, ce dont il n'est guère permis de douter, ainsi que le fait remarquer M. Bouchut, il ne se traduit pas par un tremblement général ; Picot et d'Espine signalent un tremblement des extrémités et une contraction spasmodique des muscles de l'œil. Cependant Ebrard (1) dit avoir observé plus d'une fois des frissons bien manifestes ; Louis, cité par Valleix (2), note chez un enfant de 5 mois, atteint de fièvre intermittente, la présence d'un frisson nettement appréciable; enfin Guiet (3), dans une des observations de fièvre pernicieuse qu'il rapporte (observ. n° 3), cite le cas d'un enfant de 23 mois « qui eut un tremblement comme une grande personne. « Quoi qu'il en soit, et le plus souvent sans qu'aucun prodrome soit venu annoncer l'invasion de l'accès, l'enfant devient subitement pâle et refroidi ; il refuse le sein ou le biberon ; l'aspect de sa physionomie est profondément modifié ; les yeux s'excavent; les lèvres se décolorent ou d'autres fois prennent une légère teinte cyanique ; la face devient pâle et grippée ; le nez se pince, et le corps tout entier, dit M. Jules Simon, semble diminuer rapidement de volume ; il y a, en d'autres termes, une sorte de concentration des forces. En même temps les extrémités se refroidissent considérablement ; les pommettes, le bout du nez, les doigts surtout se décolorent ; la pulpe des phalanges se flétrit et les ongles bleuissent.

« A la palpation, dit M. Jules Simon, qui insiste beaucoup sur la valeur de ce phénomène, les doigts engourdis, insensibles, donnent la sensation du froid cadavérique. » Signalons encore dans quelques cas des vomissements, surtout si l'accès débute après la tétée ; quelquefois aussi des accès convulsifs ou épileptiformes. Guiet parle encore de deux autres phénomènes qu'on observerait dans cette periode : 1° une céphalalgie violente que l'enfant accuserait en portant la main à sa tête ; 2° une congestion du poumon qui donnerait lieu à une toux sèche et fatigante.

(1) Ebrard. Loc. cit.
(2) Valleix. Union méd., 1848.
(3) Guiet. Gaz. méd. de Paris, 1858

Tous ces phénomènes présentent d'ailleurs une intensité différente suivant les cas ; quelques-uns d'entre eux peuvent même manquer : en tout cas, ils sont généralement de peu de durée et ne se prolongent pas plus de quelques minutes, sauf dans certaines affections palustres plus sérieuses où, d'après M. Jules Simon, on les a vus durer un quart d'heure et même davantage. Or ce peu de durée des phénomènes joint à ceci que les enfants ne peuvent rendre compte de leurs sensations ni par conséquent avertir de l'imminence de l'accès qui va éclater, nous permet de comprendre comment la plupart du temps ils passent inaperçus, non-seulement pour le médecin, mais même pour les personnes qui entourent le petit malade, et s'il en est ainsi des accès qui se montrent dans le jour, combien cela est-il plus vrai encore de ceux qui apparaissent la nuit ; ici la période algide échappe presque toujours, pour ne pas dire toujours. L'enfant se réveille brusquement en criant, et quand on va à lui, le stade de froid est déjà passé et a fait place au deuxième stade ou de chaleur.

b. *Stade de chaleur.* — Le teint est pourpre, la peau est chaude, *l'enfant brûle*, comme disent les mères, et lors qu'elles font appeler le médecin c'est le seul phénomène qu'elles lui indiquent. Il faut bien avouer, du reste, que le stade de chaleur domine tout l'accès de la fièvre intermittente à cette période de la vie : non-seulement il est le plus nettement appréciable, mais c'est lui encore qui a la durée la plus longue, puisqu'on le voit se prolonger deux ou trois heures environ, d'après M. Jules Simon, et c'est au bout de ce temps qu'il s'établit une sorte de détente caractérisée par l'apparition lente et graduelle de la transpiration, c'est-à-dire du phénomène capital qui constitue le troisième stade.

c. *Stade de sueur.* — La transpiration est rarement générale d'ailleurs, et dans la grande majorité des cas reste localisée à la tête, au cou, aux extrémités ; elle est également peu abondante, et c'est plutôt de la moiteur qu'une transpiration véritable ; enfin l'enfant s'endort d'un sommeil plus ou moins profond, et l'accès est terminé.

Mentionnons cependant encore avec M. Bouchut l'état du pouls qui, au début de l'accès, se resserre, disparaît sous les doigts, et leur échappe à ce point qu'il est difficile de spécifier sa présence ; il s'élève dans le stade de chaleur à 120 ou 130, et acquiert une force qu'il n'avait pas dans le premier stade.

Quant aux modifications de l'urine, nous comprenons, en raison des difficultés mêmes qu'on éprouve à les recueillir chez les enfants de cet âge, qu'elles aient été peu étudiées ; c'est là, à notre avis, une lacune regrettable, mais qu'il n'est pas impossible de combler, puisqu'on a pu le faire pour d'autres affections du nouveau-né que la fièvre intermittente, pour l'ictère, par exemple ; toutefois, Burdel signale dans l'urine des enfants à la mamelle atteints de fièvre palustre la présence d'une notable quantité de glycose, fait que M. Bouchut a cherché sans réussir à le constater.

Il nous resterait, pour être complet, à rechercher les modifications que subit la température, mais il faut avouer que les auteurs ne donnent pas grands renseignements à cet égard, du moins pour l'âge que nous avons en ce moment spécialement en vue. Seul, M. Bouchut dit avoir vu le thermomètre s'élever à 40° centigrades dans la période de frisson de l'accès fébrile ; M. Roger (1), il est vrai, a aussi appliqué le thermomètre dans des cas de fièvre in-

(1) Roger. Recherches cliniques sur les maladies de l'enfance.

termittente chez les enfants, et il cite 4 observations dans lesquelles la température fut de 39° (2 cas), 40°,25 (1 cas), 41° (1 cas); elle ne dépassait donc que de 4 degrés la moyenne normale, « ce qui est un peu moins que chez l'adulte où le thermomètre monte plus d'une fois à 5 et au-dessus, » mais dans les quatre cas rapportés ici, les enfants « étaient bien évidemment dans le stade de chaleur » lorsque l'exploration thermométrique fut faite; or, dans le seul cas où cet auteur put observer un petit malade pendant le stade de froid, il se trouve que le thermomètre « *au lieu de monter de* 2 *ou* 4 *degrés marque plus d'un degré de moins que la moyenne normale.* » Dans toutes les autres maladies, les expériences thermométriques concordant parfaitement avec celles qui ont été faites chez les adultes, l'auteur se demande si ce désaccord ne s'observerait que dans la fièvre intermittente; nous ne pensons pas qu'on puisse rien conclure d'un fait ainsi isolé, et nous ferons remarquer d'autre part que toutes les observations de M. Roger se rapportent à des enfants au-dessus de 2 ans; néanmoins cela ne nous fait que regretter davantage le silence des auteurs à l'égard de la thermométrie appliquée à la fièvre intermittente dans la première enfance, et nous appelons de tous nos vœux de nouvelles recherches sur ce point.

Jusqu'à présent nous n'avons étudié la physionomie que de l'accès fébrile, et nous avons pu constater combien sous ce rapport était grande la différence entre l'adulte et le nouveau-né.

Ce ne sont cependant pas les accès seuls qui diffèrent, mais la rémission qui les suit; l'*apyrexie*, la durée de cette apyrexie, c'est-à-dire l'intervalle qui va s'écouler jusqu'au retour d'un nouvel accès, le type de la fièvre en d'autres termes, tout cela va accentuer davantage encore pour nous les différences déjà si profondes qui séparent la jeunesse et l'âge mûr de l'enfance. Ici, en effet, l'apyrexie est beaucoup moins nette, beaucoup moins franche que là. « L'enfant, après un accès de fièvre intermittent, dit M. Jules Simon, reste pâle, grognon, agité dans son sommeil; il a presque toujours un état saburral; la langue est blanche, *et se dépouille sur les bords en demi-lune.* » Nous avons souligné ces derniers mots parce que M. Jules Simon insiste sur ce fait qu'il croit avoir le premier signalé : « Quand vous verrez, dit-il, cette particularité se reproduire chez un baby atteint d'accès de fièvre inexplicable par l'examen de tous les appareils, elle doit entrer comme un élément de diagnostic. J'ai observé un si grand nombre d'enfants du premier âge atteints de fièvre intermittente, que je n'hésite pas à vous assurer de l'exactitude et de la valeur de ce dépouillement semi-lunaire qui se manifeste aussi chez les enfants au-dessus de deux ans. »

Presque tous les observateurs sont d'accord pour affirmer le caractère peu marqué des rémissions qui séparent chaque paroxysme fébrile chez les enfants; quelques-uns même vont jusqu'à dire que les accès sont souvent plus ou moins subintrants, de telle sorte qu'on est exposé à méconnaître la période d'apyrexie et à croire à l'existence d'une fièvre continue. Guiet est cependant d'un avis opposé, et il donne au contraire comme un des caractères de la fièvre intermittente du jeune âge « une apyrexie bien manifeste entre les accès. »

Quant au type de la fièvre, il est différent aussi chez l'enfant et chez l'adulte; chez ce dernier, c'est le type tierce qui prédomine; chez le premier, le type quotidien au contraire est la règle, ou le double quotidien; mais le tierce est rare; les autres ne s'observent presque jamais, et il faut signaler comme tout à fait exceptionnel le cas de Tulpius, qui a observé chez une petite fille de dix-huit mois une fièvre quinte « dont les accès ne manquant jamais avaient leurs périodes bien distinctes. »

Disons encore que chez les enfants les accès ont de la tendance à changer de type et à se transformer par exemple de quotidiens en tierces et réciproquement.

Enfin, comme nous le savons déjà, les accès sont mal réglés, irréguliers dans leur retour qui n'a pas lieu à des heures constamment les mêmes. Aussi nous étonnons-nous de voir Ebrard affirmer que les accès ont une périodicité régulière ; « seulement, ajoute-t-il, la moindre circonstance extérieure, l'exposition au froid, par exemple, suffit à avancer leur retour. »

Il est un phénomène dont nous n'avons pas encore parlé, phénomène bien important cependant et pour ainsi dire pathognomonique de la fièvre paludéenne, qui apparaît souvent chez l'adulte dès le premier accès, persiste souvent pendant toute la durée des accès aigus, quelquefois même ne disparaît que longtemps après ceux-ci et reste encore à ce moment un des meilleurs signes de l'intoxication palustre. Nous avons nommé l'augmentation de volume de la rate appréciable à la palpation et à la percussion. Or c'est qu'en effet chez l'adulte atteint de fièvre intermittente, ce phénomène est très-précoce; si chez l'enfant dans les mêmes conditions il ne manque jamais non plus quand la maladie a duré un certain temps, en dépit de l'étrange assertion de Schnitzer (1) qui prétend que « le foie se tuméfie toujours, et la rate jamais, » assertion contredite par les faits de la pratique journalière de tous les observateurs, il ne paraîtrait pas d'autre part à M. Jules Simon qu'il fût aussi facile à contrôler qu'on veut bien le dire, mais alors demande

(1) Schnitzer, loc. cit

rons-nous à l'éminent médecin de l'hôpital des Enfants : « Est-ce que cette intumescence de la rate ferait réellement défaut au début de la maladie? Ou bien son absence ne serait-elle qu'apparente? Et la difficulté même de contrôler le fait serait-elle seule en cause ici? Certains observateurs en tout cas professent une opinion complètement opposée à celle de M. J. Simon, et c'est ainsi qu'Ebrard, qui insiste beaucoup sur la valeur de l'hypertrophie splénique dans la fièvre intermittente au point de vue du diagnostic, cette hypertrophie ne se retrouvant dans aucune autre des affections de l'enfant, Ebrard, dis-je, affirme avoir toujours constaté le phénomène dès le quatrième accès, mais il nécessite pour être constaté une exploration particulière de l'abdomen. Chez l'enfant, la difficulté vient surtout, en effet, de ce qu'il a peur, de ce qu'il crie dès qu'il voit ou qu'il sent la main du médecin se poser sur son ventre, et contractant alors violemment les parois abdominales, il rend toute exploration sinon impossible, au moins très-difficile. Ebrard conseille donc d'inviter la mère à soutenir son enfant en le tenant sous les deux bras, et au lieu de se placer alors devant le petit malade, de se placer *derrière*, et de presser le ventre avec une main tandis que l'autre main sert aux lombes de point d'appui. Grâce à ce subterfuge si simple que Ebrard tient du Dr Bouveret et qu'il dit lui avoir toujours réussi, l'exploration de l'abdomen et des organes sous-jacents deviendrait chose des plus faciles.

Résumé symptomatique. — En résumé des accès que caractérisent : leur invasion subite à toute heure du jour ou de la nuit, composés de trois stades, dont un seul, celui de chaleur, est nettement appréciable et domine l'accès entier, séparés par des intermissions ou apyrexie très-peu franche et revenant enfin d'une façon très-irrégulière suivant le type ordinairement quotidien, telle est vue d'un coup d'œil d'ensemble la physionomie générale de la forme aiguë simple de l'intoxication palustre chez l'enfant au-dessous de deux ans. Qu'il nous soit donc permis de rapporter maintenant l'une des observations auxquelles nous faisions allusion au début de ce travail et de laquelle il semblerait résulter que si la fièvre intermittente chez les tout jeunes enfants se présente dans l'immense majorité des cas avec les caractères que nous lui avons assignés sur le témoignage de nos auteurs, elle pourrait quelquefois revêtir un aspect et des caractères différents qui tendraient à la rapprocher de la même affection chez l'adulte.

Cette observation recueillie par M. le Dr de Boissimont, ancien interne des hôpitaux de Paris, aujourd'hui médecin à Tours, dans sa pratique particulière, a été transmise par lui au Dr Petit, qui l'a mise obligeamment à notre disposition en nous autorisant à la publier. Voici cette observation *in-extenso*.

OBSERVATION I (Dr de Boissimont).

Fièvre intermittente chez un enfant de 4 mois.

Je fus appelé le 7 septembre 1876 pour voir un enfant de quatre mois, malade depuis le 3 septembre. Je trouvai l'enfant assez gai, mais avec un état saburral très-prononcé ; la langue était épaisse, blanche ; il y avait eu quelques vomissements ; le ventre était dur, un peu sensible à la pression ; un peu de diarrhée. La mère, femme très-intelligente, me dit en outre que depuis quatre jours son enfant avait la fièvre tous les jours pendant quatre ou cinq heures, que l'accès passé, le petit malade redevenait gai et reprenait sa bonne mine, mais que pendant l'accès il avait une teinte terreuse très-prononcée, et poussait de petits cris plaintifs.

Je pensai aussitôt à la fièvre intermittente (1), mais comme l'éta-

(1) M. le Dr de Boissimont exerce à Tours où tous les étés, au dire même de ce médecin, on a l'occasion d'observer une véri-

saburral pouvait aussi me faire croire à un simple embarras gastrique, et que d'un autre côté je n'avais eu que très-rarement affaire à des fièvres intermittentes chez des sujets aussi jeunes, je prescrivis un vomitif avec le sirop d'ipéca, et je recommandai à la mère d'observer les allures de la fièvre et de voir si elle revenait aux mêmes heures. Le 9 septembre, au soir, je retrouvai l'enfant plus pâle et plus anémié. Il a beaucoup maigri, paraît-il, mais comme il était très-fort il est encore en parfait état. L'ipéca n'a pas amené d'amélioration; le ventre est toujours dur et douloureux, la rate hypertrophiée se dessine nettement à la palpation dans l'hypochondre gauche. La fièvre s'est produite le 7 à 11 heures du matin, le 8 à 10 heures et le 9 à 9 heures; elle avance donc d'une heure par jour et est quotidienne. Elle est très-nettement composée de trois stades; l'enfant commence par être pris de froid; il tremble pendant une heure au moins, et cela d'une façon très-appréciable; les machoires se choquent; les mains et les pieds sont glacés; puis la chaleur revient à mesure que le tremblement cesse, et l'accès se termine par des sueurs très-abondantes qui obligent la mère à le changer deux ou trois fois de chemise. Je prescrivis 0,15 centigr. de bisulfate de quinine en lavement, et j'en donnai deux paquets dans le cas où l'enfant ne garderait pas le premier lavement. Le lendemain, 10 septembre, la mère me dit que non-seulement l'enfant n'avait pas gardé le lavement, mais qu'il avait été si difficile de le lui donner qu'elle avait fait fondre le second paquet dans l'eau sucrée et l'avait fait prendre à l'enfant par la bouche sans trop de difficultés. Elle était, du reste, enchantée, car le petit malade n'avait pas eu son accès de fièvre le matin. Je prescrivis alors pour le soir une seconde dose de 0,15 centigr. de sulfate de quinine que l'enfant prit de la même manière, et depuis la fièvre n'a pas reparu. L'enfant a repris peu à peu son appétit et son embonpoint, et est maintenant depuis longtemps guéri.

Notons que chez l'enfant qui fait le sujet de cette observation l'étiologie était des plus simples:

« L'enfant habite un quartier dans lequel il y a eu depuis quelques mois un grand nombre de fièvres intermittentes. La mère l'a

table épidémie de fièvres intermittentes ordinairement bénignes d'ailleurs, et cédant très-rapidement à la quinine, administrée suivant la méthode de Trousseau.

eue il y a deux ans et elle a une sœur atteinte en ce moment de la même affection. »

Réflexions sur l'observation précédente. — Telle est cette observation que nous avons reproduite avec la plus scru puleuse exactitude : nous ne pensons pas qu'il soit nécessaire de la commenter longuement pour en faire ressortir les points curieux et intéressants ; que voyons-nous ici, en effet ? Un accès de fièvre palustre chez un enfant de quatre mois, dont la physionomie clinique est absolument celle qu'elle serait dans la fièvre intermittente la plus franche chez un adulte ; non-seulement on retrouve les trois stades mais trois stades très-distincts et très-nettement dessinés le frisson, loin de manquer, comme cela arrive ordinairement, est au contraire, dans le cas actuel, très-appréciable ; il se traduit par un claquement de dents, et sa durée est assez longue. Le deuxième stade ou de chaleur vient ensuite et il est suivi du stade de sueur très-abondante ici. L'accès terminé l'enfant redevient calme ; la rémission est des plus franches. Les paroxysmes présentent encore cette particularité qu'ils apparaissent dans la matinée ; le premier accès a éclaté le matin, c'est le matin également que les accès suivants se montreront, et cela à la même heure et avec une régularité parfaite. Notons encore que l'hypertrophie de la rate est ici des plus évidentes et très-précoce ; enfin le sulfate de quinine a eu facilement raison de tous les accidents que le vomitif administré dès le début n'avait pas réussi à calmer le moins du monde. Nous regrettons de n'avoir qu'une seule observation de ce genre et nous ne pouvons sur ce fait unique formuler une conclusion absolue ; toutefois, nous avons pensé que dans une affection qui, comme la fièvre intermittente du jeune âge, est restée si longtemps méconnue, aucun fait, aucun renseignement nouveau n'était à négliger, surtout quand il s'appuie de l'autorité d'un médecin sérieux et instruit, et c'est ce qui nous a engagé à relater cette observation.

2° *Chez les enfants au-dessus de deux ans.* — Si dans les premières pages de notre travail nous avons pu dire qu'à M. Bouchut revenait tout l'honneur d'avoir le premier fait connaître et bien décrit la fièvre intermittente des enfants à la mamelle, nous croyons être dans le vrai en affirmant qu'à M. Jules Simon revient celui d'avoir le premier à son tour tracé de main de maître le tableau de la même affection chez les enfants plus âgés, et montré que dans la première moitié de la seconde enfance il s'en fallut que la physionomie clinique de la fièvre palustre fût encore ce qu'elle sera plus tard chez l'adulte, contrairement à l'opinion de certains auteurs qui, comme Alaboisette, ont pu dire « qu'à deux ans on ne trouve dejà plus que peu de différence entre les accès de fièvre chez l'adulte et chez l'enfant ».

Valleix (1) avait bien remarqué que « chez les enfants après le sevrage il se passe encore quelques années pendant lesquelles la fièvre intermittente peut présenter certaines particularités », mais lorsque cet auteur s'exprime ainsi, il ne paraît avoir en vue que les difficultés du traitement, « *parce que à cet âge l'enfant a assez de connaissance pour refuser tout traitement.* » Or, après avoir lu les leçons de M. Jules Simon, il nous a paru qu'à l'âge de deux ans et au-dessus non-seulement les fièvres intermittentes des enfants ne ressemblaient pas encore à celles de l'adulte, mais que les différences étaient même plus accentuées que chez le nouveau-né. Chez ce dernier, en effet, les accès

(1) Valleix. Union méd., oct. 1848.

fébriles, pour être moins accusés que chez l'adulte et comme avortés, moins réguliers aussi dans le moment de leur apparition, dans celui de leur retour, dans leur type enfin, n'en conservent pas moins leur allure d'accès intermittent, et surtout ne se dérobent pas derrière une foule de symptômes étranges et ne relevant nullement de la physionomie habituelle de l'intoxication palustre. Chez l'enfant qui a dépassé deux ans, au contraire, si les paroxysmes fébriles sont encore quelquefois plus ou moins nettement reconnaissables à un refroidissement marmoréen des extrémités, suivi ou non de chaleur et de sueur et survenant à certains moments de la journée, ils s'entourent le plus souvent d'un cortége de symptômes les plus divers et les plus opposés qui les masquent et donnant le change sur la véritable nature du mouvement fébrile observé, d'autant que généralement alors celui-ci est plus ou moins continu ou simplement rémittent, font qu'on le rapporte à une affection organique quelconque dans laquelle la fièvre, loin d'être l'élément essentiel idiopathique, n'est au contraire que l'effet de la réaction de l'organe malade ; et encore convient-il d'ajouter que tout mouvement fébrile continu ou paroxystique peut manquer ou être si peu marqué qu'il passe inaperçu, de telle sorte qu'on se trouve alors en présence des manifestations les plus insidieuses, les plus irrégulières, les plus larvées en un mot de l'intoxication paludéenne.

Tantôt la fièvre intermittente prend le masque d'une méningite au début, tantôt celui d'une fièvre typhoïde ; tantôt même les deux à la fois. M. Jules Simon rapporte dans ses leçons un cas bien remarquable de ce genre ; il s'agit d'un enfant de trois ans dont la sœur avait succombé quelques mois auparavant à une fièvre anormale, et chez lequel le diagnostic resta longtemps incertain, l'affection ayant pris à la fois les caractères d'une méningite et d'une fièvre typhoïde, sans qu'on pût dire cependant que ce fût l'une ou l'autre, et l'une plutôt que l'autre. Ce qui nous frappe, en effet, surtout dans cette observation, et nous aurions voulu voir M. Jules Simon insister davantage sur ce point, c'est l'incertitude même du tableau symptomatique ; ce n'est ni une méningite, ni une fièvre typhoïde franche ; cela ressemble à chacune de ces deux affections, et cela s'en distingue cependant, forme bâtarde en un mot qui suffirait, à notre avis, pour que l'attention du médecin fût mise en éveil et pour qu'il se tînt sur ses gardes. Dans le cas actuel, le sulfate de quinine jugea la question, et les commémoratifs permirent de retrouver la trace de l'infection paludéenne ; l'enfant avait passé une saison d'été à la campagne, dans le voisinage d'eaux stagnantes.

Les manifestations de l'intoxication palustre peuvent être plus insidieuses, plus étonnantes encore. M. Jules Simon cite, à ce propos, l'exemple d'enfant vivant l'été dans le Poitou, et qui ne guérissent de certaines bronchites en revenant à Paris qu'avec le sulfate de quinine ; l'affection reparaît dès qu'on cesse l'emploi du médicament. Chez d'autres, ce sont des manifestations cérébrales des plus bizarres, « des accès de délire, des états comateux, des hallucinations, des terreurs nocturnes, des sueurs profuses, des états diarrhéiques » (J. Simon), tous accidents que rien ne guérit et qui ne cèdent qu'à l'administration du sulfate de quinine. Signalons enfin pour terminer le cas rapporté par M. Jules Simon d'un enfant de quatre ans né à Bucharest, où il avait souvent été atteint de fièvre palustre et qui, lorsqu'il fut amené par sa mère chez ce médecin, présentait tous les signes d'un torticolis très-prononcé qui fit songer tout d'abord à un mal de Pott de la partie supérieure de la colonne vertébrale. Ce torticolis « qui n'était autre chose que le résultat d'une contracture douloureuse du sterno-cleïdo-mastoïdien, revenait tous les jours à peu près à la même heure et disparaissait ensuite ; l'enfant reprenait alors peu à peu sa gaîté et son entrain habituels. » Il n'est point trace ici, comme nous le voyons, du moindre accès fébrile, et nous pensons que ce cas peut être considéré comme un exemple bien manifeste de la forme larvée de l'intoxication palustre, dans le sens qu'il faut attacher véritablement à cette expression, celui d'une manifestation symptomatique intermittente d'origine maremmatique *et non fébrile.* C'est donc un nouveau fait à ajouter à une des formes de l'empoisonnement paludéen qui, d'après M. Bouchut, « *ne repose jusqu'à présent que sur un petit nombre de faits.* » Du reste, les deux seules observations que cite M. Bouchut de fièvre larvée se rapportent à des enfants à la mamelle, et elles nous paraîtraient beaucoup mieux placées dans le cadre des fièvres pernicieuses que dans celui des manifestations paludéennes larvées proprement dites.

Les nombreux exemples que nous venons de citer, d'après M. J. Simon, des formes si multiples et si variées que peut revêtir la fièvre intermittente chez l'enfant, après deux ans, justifient pleinement, nous l'espérons, l'assertion que nous avancions en commençant ce chapitre ; voici, du reste, une observation qui vient encore la confirmer, puisqu'on y voit une fièvre intermittente chez un enfant de quatorze ans, simulant, pendant quatre ou cinq jours, un début de fièvre typhoïde et dans laquelle le sulfate de quinine enraya les accidents. Cette observation a été recueillie, en l'année 1873, à l'hôpital des Enfants, dans le service de M. Bouchut, par M. Ch.-H. Petit, alors interne du service ; on nous objectera peut-être, à propos de cette observation, que le sujet dont il y est question n'est déjà plus dans la période de la vie qu'on puisse appeler la première moitié de la seconde enfance et que, par conséquent, ce cas de fièvre intermittente sort du cadre de ceux auxquels la description de M. J. Simon est spécialement applicable. A cela, nous répondrons : 1° que, s'il en est ainsi, c'est une raison de plus pour nous de signaler ce fait qui tendrait à prouver que les caractères assignés par cet auteur au tableau clinique de la fièvre intermittente chez les enfants de deux à six ou huit ans pourraient exceptionnellement se rencontrer aussi chez des enfants plus âgés ; 2° qu'en tout cas, il s'agit toujours bien ici d'une fièvre intermittente *de l'enfance*, puisque dans le traité classique de M. Roger, sur les sept observations qui ont servi à tracer le tableau de la fièvre intermittente *des enfants*, cinq se rapportent à des sujets ayant dépassé dix ans *et ayant même atteint quatorze ans ;* 3° qu'enfin cette observation présentant par elle-même et à plusieurs points de vue quelques particularités intéressantes, nous n'avons pas cru inutile de la publier.

Observation II.

Fièvre intermittente tierce simulant un début de fièvre typhoïde chez une enfant de 14 ans (Ann. 1873. Hôpit. des Enfants malade, service de M. Bouchut. Recueillie par M. Ch. H. Petit, interne du service.)

K... (Jeanne), née à Louargat (Côtes-du-Nord), âgée de 14 ans, entre le 26 mai 1873 à l'hôpital des Enfants, salle Sainte-Catherine, lit n° 21, service de M. le Dr Bouchut.

Cette enfant est malade depuis quatre ou cinq jours. La maladie a débuté par du mal de tête, de la fièvre, de la perte d'appétit et de la diarrhée ; il n'y a eu ni vomissements, ni saignements de nez, ni délire la nuit. Elle habite Paris depuis cinq mois ; dans la maison où elle est en service, il y a un petit garçon de 7 ans, convalescent d'une fièvre typhoïde.

26 mai, soir. Temp. 40°,2. Peau un peu moite ; sueur perlée à la face ; abattement assez marqué ; céphalalgie ; vertiges dans la position

assise. Langue un peu sèche et inégale, présente un enduit jaunâtre. Ventre un peu dur, indolent, non ballonné, sans taches. Soif; inappétence. Pas de selles depuis l'entrée. Rien aux poumons ni au cœur.

Matin. Temp. 38°,5. Même état ; nuit bonne ; pas de délire ; une tache rosée douteuse. Pas de selle.

Diagnostic : fièvre typhoïde. Prescription: tartre stibié, 0,05 cent. en une fois ; limon.

Soir. Temp. 38°,6. L'enfant a bien vomi (deux crachoirs de liquide bilieux) ; trois selles diarrhéiques. Céphalalgie moindre. Peau moite.

Le 28. Matin. Temp. 38°. Nuit bonne. Plus de céphalalgie. Soif toujours vive ; inappétence continue. Langue moins chargée. Pas de selle depuis hier. Ventre souple, non ballonné, indolent. Petites élevures papuleuses disséminées sur ventre ; cuisse et poitrine grosses comme petite tête d'épingle, roses, disparaissant sous la pression du doigt. Tartre stibié, 0,025 milligr. en une fois.

Soir. Temp. 39°,8. Peau moite ; sueur perlée à la face ; vomissement, mais pas de selles. L'enfant se sent mieux.

Le 29, matin. Temp. 37°,2. Sommeil bon. Langue large, encore un peu blanche ; peu d'appétit ; quelques vésicules d'herpés à la lèvre supérieure et à droite (sur la peau). Plus de taches sur le ventre.

Soir. Temp. 37°,8.

Le 30, matin. Temp. 41°,4. Nuit bonne ; langue nette, humide. Aucun signe thoracique. Pas de diarrhée. Tartre stibié, 0,025 mill. en une fois.

Soir. Temp. 37,8. Pas d'effet purgatif de l'émétique ; un crachoir de vomissement bilieux ; sueur abondante cette après-midi. Pendant toute la journée l'enfant a eu une physionomie égarée comme celle d'une personne qui va délirer. Le soir cependant l'enfant n'éprouve aucun malaise ; a bien pris son tapioca.

Le 31, matin. Temp. 37°,1.

Soir. Temp 37°,2. Même état ; appétit.

1er juin. Ce matin, l'enfant s'est senti froid, puis céphalalgie. Au moment de la visite, peau humide, chaude.

Matin. Temp., 41°,2. Cette nouvelle élévation de la température vient confirmer les soupçons que M. Bouchut avait déjà conçus sur la nature intermittente des accidents ; les phénomènes observés et la marche de la température ne s'accordaient pas avec l'idée d'une fièvre typhoïde. En interrogeant l'enfant on apprit qu'il y avait des fièvres intermittentes dans le pays qu'elle habitait qu'elle en avait déjà été atteinte pendant quinze jours, il y a un an et demi. Les renseignements à cet égard sont très-explicites. La rate ne déborde pas le rebord costal mais elle donne à la percussion une matité qui mesure près de 10 centim. dans le sens vertical. On prescrit : sulfate de quinine 0,50 centigr.

Soir. Temp. 38°,4. Peau un peu moite ; la céphalalgie a cessé ; l'enfant a pris son potage avec plaisir à midi et ce soir.

Le 2, matin. Temp. 36°,8.

Soir. Temp. 36°,8. Aucun malaise ; appétit. Sulfate de quinine : 0,50 cent. matin et soir.

Le 3, matin. Temp. 37°,2.

Soir. Temp. 37°. Le mieux s'accentue. L'enfant demande à manger davantage. Langue encore un peu blanche. Même traitement.

Le 4, matin. Temp. 37°,1.

Soir. Temp. 37°. L'enfant commence à manger aliments solides.

Le 5, matin. Temp. 37°.

Soir. Temp. 37°.

Le 6, matin. Temp. 37°,2.

Soir. Temp. 37°,4. L'enfant se lève.

Le 12. La guérison semble définitive. L'enfant est désignée pour aller en convalescence ; mais ce même jour, dans l'après-midi, l'enfant fut prise, étant au jardin, d'un frisson de courte durée suivi de chaleur et de mal de tête. Le matin, elle avait déjeuné comme à son ordinaire. Le soir, temp. 39°,9 ; face un peu rouge, peau moite, langue légèrement blanche ; pas d'appétit, ni nausées, ni vomissements. Rien de particulier en d'autres termes à signaler.

Le 13, matin. Temp. 37°. Nuit bonne ; aucun malaise ce matin ; langue encore un peu blanche ; peu d'appétit également. La rate ne déborde pas le rebord costal. Prescription : sulfate de quinine, 1 gramme.

Soir. Temp. 39°. Face un peu rouge ; peau moite ; pas de frisson, mais céphalalgie légère dans la journée ; l'enfant ne souffre de nulle part, et l'examen de tous les organes donne résultats négatifs.

Le 14, matin. Temp. 37°.

Soir. Temp. 37°,6. Nuit très-bonne ; aucun malaise ; appétit.

Le 15, matin. Temp. 36°,8.

Soir. Temp. 37°,5. L'enfant part en convalescence le lendemain.

Le lundi 28 juillet elle rentre dans le service de M. Bouchut. Elle est sortie de la maison de convalescence d'Epinay, il y a aujourd'hui huit jours, parfaitement bien portante. Jeudi dernier, elle a été prise sans cause appréciable d'un frisson qui a duré de midi à trois heures et auquel ont succédé céphalalgie, chaleur et transpiration abondante, sans point de côté, ni vomissements, ni diarrhée, ni aucun autre malaise. Vendredi, les mêmes accidents se répétèrent, seulement un peu plus tôt ; le frisson commença à 11 heures. Samedi, rien à noter, sauf céphalalgie légère. Dimanche, nouvel accès de fièvre à la même heure à peu près que les jours précédents. L'appétit est conservé, sauf les jours de fièvre ; dimanche, jour d'accès, vomissement pendant le stade de transpiration ; mardi dernier, l'enfant avait eu une épistaxis abondante. Depuis jeudi, céphalalgie et sensation de fatigue.

Aujourd'hui, lundi 28 juillet, rien d'anormal ; céphalalgie et courbature continuent ; intelligence très-nette ; langue un peu blanche, large, humide ; appétit assez bon ; pas de diarrhée ; ventre souple, indolent, un peu ballonné, sans taches ; un peu de gargouillement dans la fosse iliaque droite. La rate déborde assez notablement le rebord costal ; donne matité assez étendue à la percussion, mais il est fort difficile de préciser ses limites inférieures. Rien dans les poumons. Au cœur, souffle au premier temps et à la pointe. Temp. 37,°9.

29 juillet, matin. Temp. 38°. Céphalalgie ; langue blanche ; pas d'appétit. Bain simple.

Soir. Temp. 38°,3. En revenant du bain ce matin, entre 9 heures et demie et 10 heures, l'enfant a été prise d'un frisson qui a duré jusqu'à midi ; au début de ce frisson, les mains étaient froides et la peau du corps assez chaude ; il n'y avait pas de refroidissement sensible de l'haleine. Le stade de sueur qui est survenu ensuite a duré depuis midi jusque vers cinq heures. La céphalalgie persiste encore ce soir, mais moins forte que ce matin. Ni vomissements, ni envie de vomir ; pas d'appétit à midi, mais ce soir la petite malade a pris un potage avec plaisir. Pas de point de côté ; pas de toux. Une selle dans la journée.

Le 30, matin. Temp. 37°,4. La nuit a été bonne; plus de céphalalgie; encore un peu de courbature; appétit léger.

Soir. Temp. 38°,1. Peau un peu moite; pas de frisson; pas de céphalalgie. L'enfant a mangé comme à son ordinaire. Une selle normale.

Le 31, matin. Temp. 41°,4. Vers 8 heures et demie du matin, frisson accompagné de céphalalgie sans tremblement. A dix heures l'enfant commence à se réchauffer; la peau est brûlante. Pas de vomissement, ni d'envie de vomir.

Prescription : sulfate de quinine, 0,50 cent. après l'accès.

Soir. Temp. 37°,7. Sueur persistant encore à quatre heures et demie.

1er août. Temp. 37°,2, matin et soir.

Sulfate de quinine, 0,50 centigr.

Le 2, matin. Temp. 37°.

Soir. Temp. 37°,2. Sulfate de quinine, 0,50 centigr.

L'amélioration continue et s'accentue chaque jour; la température prise encore jusqu'au 6 août inclusivement varie entre 37°2 le matin et 37,°6 le soir. L'enfant part en convalescence le 11 août.

Réflexions sur l'observation précédente. — Voici donc une observation dans laquelle nous voyons, après quatre ou cinq jours de malaises vagues qu'accompagne la diarrhée, un mouvement fébrile continu se développer, suivi bientôt lui-même en même temps que les symptômes précédents s'accusent davantage, sauf cependant la diarrhée qui, elle, au contraire, cesse, suivi bientôt, disons-nous, de l'apparition de tout un groupe de symptômes qui font croire à l'existence d'une fièvre typhoïde au début, et ce diagnostic nous a semblé d'autant plus vraisemblable ici qu'il s'agit d'un enfant n'habitant Paris que depuis cinq mois, et, dans la maison où elle est en service, il y a un petit garçon de sept ans, convalescent de fièvre typhoïde. Pendant quatre jours encore, la véritable nature du mal reste inconnue, bien qu'à vrai dire *les phénomènes observés et la marche de la température ne s'accordent pas avec l'idée d'une fièvre typhoïde normale.* S'il se fût agi véritablement, en effet, d'une affection typhique dans le cas actuel, on aurait dû voir tous les symptômes du début s'aggraver progressivement et le mouvement fébrile suivre une marche graduellement croissante également. Au lieu de cela, nous assistons à une amélioration journalière de tous les symptômes, et la diarrhée, qui a cessé dès l'entrée de l'enfant à l'hôpital, n'a pas reparu ; mais c'est surtout la marche de la température qui est vraiment caractéristique, ainsi qu'il est facile de le constater en jetant les yeux sur notre tracé ; au lieu d'une courbe graduellement croissante comme cela se voit ordinairement dans le premier septénaire d'une fièvre typhoïde (stade des oscillations ascendantes de M. Jaccoud), nous observons une courbe *graduellement décroissante*, c'est-à-dire précisément inverse de ce qu'elle devrait être, et au quatrième jour de la maladie la température est redevenue sensiblement normale. En un mot, s'il y a chez l'enfant qui fait le sujet de cette observation des symptômes typhiques, il n'y a pas de fièvre typhoïde, et c'est pour nous une preuve nouvelle de ce que nous disions au commencement de ce chapitre, que les diverses manifestations morbides derrière lesquelles se cache si souvent la fièvre intermittente des enfants au-dessus de deux ans ne sont que des formes bâtardes et comme avortées de maladies ordinairement mieux définies et qui ont, comme la méningite et la fièvre typhoïde, leur place bien marquée dans le cadre nosologique ; elles rappellent, elles simulent même ces maladies, mais elles n'en sont que la représentation incomplète. Quoi qu'il en soit, pour en revenir à notre observation, ce n'est qu'au cinquième jour de l'entrée de la petite malade à l'hopital que la véritable nature du mal se révèle, et la marche ultérieure des phénomènes permet d'affirmer nettement qu'on est en présence d'une fièvre intermittente légitime à type tierce, dont l'origine et la cause première chez cet enfant deviennent d'ailleurs très-faciles à retrouver par l'examen des antécédents et des commémoratifs. Pour nous, du reste, l'intermittence du mouvement fébrile n'a pas commencé avec le premier accès matinal, quatre jours après l'entrée de l'enfant; elle a été évidente, manifeste dès le premier jour, ainsi qu'il est facile de s'en convaincre en jetant les yeux sur le tracé, et à ce moment, comme plus tard, elle s'est montrée avec le type tierce; il n'y a de différent que les heures des exacerbations qui sont vespérales pendant les quatre premiers jours de la maladie, au lieu que plus tard, c'est le matin que la température atteint son maximum (très-élevé alors, puisqu'il dépasse 41°), tandis que le soir la température est normale. Le sulfate de quinine eut ici très-rapidement raison de la maladie, et quand l'enfant est désignée pour aller en convalescence, la guérison semble bien confirmée; signalons encore ce fait: qu'on n'a pas constaté : une hypertrophie notable de la rate qui ne dépasse pas le rebord costal, et ce n'est qu'à la percussion que l'augmentation de volume se révèle par une matité plus considérable qu'à l'état normal. Quant au reste de l'observation, il ne nous paraît présenter rien de bien intéressant à noter, si ce n'est : 1° à deux reprises différentes et assez éloignées l'une de l'autre une récidive de la fièvre, fait qui est de règle dans l'intoxication paludéenne, plus marqué seulement chez les enfants, ainsi que nous le verrons plus tard, et 2° une hypertrophie splénique très-évidente au moment de la seconde récidive. Dans la première comme dans la seconde, du reste, le sulfate de quinine coupa rapidement cours aux accidents.

Voici maintenant à opposer à la précédente une observation recueillie, en l'année 1865, à l'hôpital Sainte-Eugénie, dans le service de M. le docteur Bergeron, relative à un enfant de deux ans et demi, et de laquelle il semblerait résulter que si chez l'enfant au-dessus de deux ans et jusqu'à six ou huit ans la fièvre intermittente palustre revêt le plus souvent une physionomie bien spéciale, il est des cas qui font exception à la règle générale et, à ce point de vue, nous pourrions mettre cette observation, que nous devons à l'obligeance de M. Rivet, interne des hôpitaux, en regard de celle de M. de Boissimont, relative à un enfant à la mamelle; ici comme là, en effet, il s'agit d'une fièvre intermittente chez des enfants dont l'allure clinique, contrairement à ce qui a lieu, en général, est exactement celle qu'elle serait chez un adulte dans les cas les plus simples et les plus francs.

Observation III.

Fièvre intermittente quotidienne chez un enfant de 2 ans 1/2. Hypersplénotrophie (Hôpital Ste-Eugénie. Service de M. le Dr Bergeron.)

Le 1er juillet 1865 est amené à la consultation l'enfant M...(Emile), âgé de deux ans et demi. La mère raconte que depuis quatre jours son enfant a, tous les après-midi, un accès de fièvre caractérisé par un frisson violent avec claquement de dents, teinte cyanique des extrémités, refroidissement considérable, durant environ deux heures, au bout desquelles la chaleur survient, bientôt suivie à son tour de transpiration, et six heures en général après le début de l'accès tout est terminé.

Au dire de la nourrice, les mêmes accidents se seraient produits depuis huit jours, et il importe de noter aussi que l'enfant arrive des environs d'Orléans. Cet enfant est médiocrement développé, sans rachitisme bien marqué ; il est très-pâle, teinte un peu jaunâtre du masque facial ; visage bouffi ; sans œdème. Muqueuses décolorées ; langue pâle, humide, sans enduit, ventre légèrement météorisé ; diarrhée fréquente ; foie de dimensions normales ; rate ne dépasse pas le rebord costal, mais matité splénique augmentée mesure 8 cent. en hauteur.

Hier encore, à une heure, l'enfant a été pris de frissons et de fièvre comme les jours précédents. L'enfant entre à l'hôpital, salle Saint-Joseph. On ordonne immédiatement 0,20 cent. de sulfate de quinine, en quatre prises, mais l'enfant refuse absolument de le prendre ; l'accès éclate à midi ; le stade de froid dure deux heures ; quand l'interne l'examine il lui trouve encore la peau chaude et le pouls fréquent.

2 juillet. Apyrexie complète au moment de la visite ; on réussit à faire prendre le sulfate de quinine (0,20 cent. en quatre prises).

L'accès éclate tout aussi violent que la veille. Traitement *ut supra*.

Le 3. Nouvel accès, à la même heure que la veille mais moins violent ; après l'accès, l'apyrexie est complète. On continue le sulfate de quinine.

Le 4. L'accès ne paraît pas aujourd'hui. On continue encore néanmoins de faire prendre du sulfate de quinine.

Le 5. Dans l'après-midi, vers trois heures, l'enfant est pris de chaleur assez intense de la peau, sans frisson préalable, sans sueurs consécutives.

La rate diminuée de volume ne mesure plus que 5 cent. en hauteur. Traitement *ut supra*.

L'accès de fièvre manque complétement le 6 et 7 juillet ; le 8, on constate que l'état général est amélioré ; le teint est meilleur, la peau moins jaune ; la rate ne mesure plus que 3 cent.

Le 9. L'enfant n'a pas voulu déjeuner ; il n'a pas eu de frisson, mais il était moins en train que d'habitude.

Le 10. A la visite du matin, on lui trouve la peau chaude ; pouls à 116 ; toux ; quelques râles muqueux dans la poitrine ; langue rose et humide. On supprime le sulfate de quinine.

Le 11. Il y a apyrexie complète ; cependant l'enfant refuse de manger. Diarrhée. On prescrit 60 gr. de sirop de quinquina.

Le 12. Même état.

Le 13. La diarrhéé a cessé ; on ne constate pas la moindre fièvre, ni à la visite du matin, ni à celle du soir. Cependant, l'enfant reste toujours languissant, sans appétit. Rien d'ailleurs dans la poitrine. La toux a cessé. On prescrit la solution arsénicale. L'enfant se remet peu à peu. Les accès n'ont pas reparu. Il sort le 20 juillet dans un état satisfaisant, quoique toujours un peu pâle. La rate a repris son volume normal.

Ainsi, des accès quotidiens nettement caractérisés dans leurs trois stades, revenant très-régulièrement aux mêmes heures, séparés par des intervalles d'apyrexie très-franche, une augmentation manifeste de la matité splénique ; voilà les principaux phénomènes observés. Faisons cependant remarquer que l'anémie est ici assez prononcée, et que si le traitement par le sulfate de quinine a pleinement réussi, la guérison complète s'est fait assez longtemps attendre.

II. FIÈVRE INTERMITTENTE PERNICIEUSE.

Dans les pays à endémie palustre, la fièvre intermittente pernicieuse entre pour la plus large part peut-être dans les causes de la mortalité chez les enfants, soit que la première manifestation de l'empoisonnement paludéen revête d'emblée ce caractère de gravité extrême, soit que la perniciosité apparaisse dans le cours d'une fièvre intermittente bénigne jusque-là, ainsi que le Dr Alexandre a eu l'occasion de l'observer dans l'épidémie de Corinthe, ou bien enfin à l'occasion d'une maladie quelconque locale ou générale, grave ou légère, insignifiante même en apparence comme l'évolution d'une dent ou la présence de vers intestinaux.

Dans les climats salubres, le fait est heureusement beaucoup plus rare, et M. Bouchut lui-même ne paraît pas l'avoir observé bien souvent ; il existe cependant, à n'en plus douter aujourd'hui, beaucoup plus fréquemment même qu'on n'avait pensé jusqu'ici, si l'on en croit M. J. Simon, qui va jusqu'à dire que « plus souvent encore que l'adulte, les enfants à la mamelle sont frappés par la fièvre pernicieuse de mille façons différentes. « Il ne nous appartient pas de juger la valeur de cette assertion ni de dire ce qu'elle a d'un peu exagéré peut-être ; émanant d'un homme aussi autorisé que M. Jules Simon, nous avons le devoir de la respecter. Il est bien certain d'ailleurs que l'allure même des plus insidieuses que revêt cette forme de l'empoisonnement paludéen n'a pas peu contribué à la faire très-longtemps méconnaître ; mais nous ne pouvons cependant nous empêcher d'avouer qu'un certain nombre d'observations, que nous avons lues sous la rubrique de *fièvres pernicieuses*, nous ont paru plutôt des formes anormales, irrégulières de l'infection qu'une fièvre pernicieuse proprement dite, dans le sens que les auteurs donnent ordinairement à cette expression. Quoi qu'il en soit, mieux vaut en tout cas s'exagérer la fréquence d'un mal aussi terrible que se renfermer dans un quiétisme des plus funestes en pareille circonstance, car lorsqu'on voit un jeune enfant succomber en quelques heures au milieu de l'état de santé le plus florissant, ainsi que Guiet en rapporte un cas de sa pratique, « alors, ajoute mélancoliquement ce médecin, que le sulfate de quinine administré à temps lui eût peut-être sauvé la vie, » on ne saurait trop se tenir sur ses gardes et prêt à agir à la première imminence du danger. Ici encore, l'accès pernicieux peut être *primitif;* c'est le plus terrible, car à peine le médecin a-t-il eu le temps d'y songer que quelquefois il est déjà trop tard ; ou *secondaire*, et le pronostic est moins grave dans ce dernier cas. Quant aux formes symptomatiques que revêt la maladie, elles sont, chez l'enfant comme chez l'adulte, multiples et très-différentes, et les classifications proposées par les auteurs chez celui-ci sont également en partie applicables à celui-là. Chez l'adulte, nous le savons, la fièvre peut devenir pernicieuse : 1° par l'intensité inaccoutumée des phénomènes qui caractérisent normalement chaque stade ; de là les formes *algides*, *ardentes*, *diaphorétiques :* nous n'avons trouvé dans les auteurs aucune observation de fièvre pernicieuse de ces trois catégories ; M. Jules Simon mentionne cependant la forme *algide*, mais n'en fournit aucun exemple ; 2° par l'exagération ou plutôt la localisation insolite sur un des organes ou appareils de l'économie d'un des symptômes ordinaires mais accessoires du mouvement fébrile; de là les :

a. Forme *cérébrale* (délirante, convulsive, comateuse).

b. Forme *thoracique* (cardialgique, syncopale, dyspnéique, pulmonaire).

c. Forme *abdominale* (gastralgique, cholériforme, dysentériforme, etc.).

Toutes ces formes ont-elles été observées chez des enfants? Nous ne sommes pas en mesure de l'affirmer. M. Jules Simon mentionne les formes convulsives, syncopales, cholériformes; mais celle qui est incontestablement la plus fréquente, c'est la forme *convulsive*; a priori on devait prévoir qu'il en serait ainsi ; la convulsion n'est-elle pas en effet le phénomène dominant par le quel se traduisent toutes les souffrances du jeune âge? se montrant à propos de l'affection la plus grave comme à l'occasion du trouble fonctionnel ou organique le plus léger? Or, dans la fièvre intermittente, il en est de même, et dans la forme la plus simple, les convulsions sont un fait tellement fréquent qu'on pourrait presque le considérer comme normal, c'est dire que nous ne regarderons pas une fièvre intermittente comme pernicieuse par ce seul fait qu'elle s'accompagne de convulsions; mais si ce symptôme tend à offrir une intensité exceptionnelle qui mette immédiatement la vie de l'enfant en danger, s'il s'accompagne en même temps d'un état général très-grave, on se trouve alors bien véritablement en présence d'une des formes de la fièvre pernicieuse. Le Dr Alexandre a observé à Corinthe une épidémie de ce genre sur des enfants de 4 à 10 ans : « Après quelques accès de fièvre intermittente ordinaire, les enfants étaient pris de perte de connaissance, de convulsions, de crampes cloniques et de froid aux extrémités ; le pouls était petit, à peine sensible, le visage pâle, et il venait souvent de l'écume à la bouche. » C'est ce dernier caractère qui fit donner à cette variété de fièvre, par le Dr Alexandre, le nom *d'épileptique*. Liégey, Guiet, Bohn ont aussi rapporté plusieurs exemples de fièvres pernicieuses éclamptiques. Citons encore le cas du Dr Bouveret, signalé par Ebrard, et dans lequel la mort arriva au troisième accès. Après la forme convulsive, quelle serait dans l'ordre de fréquence celle qu'il conviendrait d'étudier? Nous pensons que c'est la forme thoracique, mais sans oser cependant l'affirmer d'une façon absolue. nous en trouvons trois observations dans Guiet : deux lui sont personnelles ; dans ces deux cas, on note des accès d'étouffements et de toux (forme dyspnéique) sans qu'on trouve dans la poitrine autre chose que des râles insignifiants et disséminés ; les deux enfants, l'un âgé de 3 mois, l'autre de 3 ans, succombèrent. La troisième observation que Guiet emprunte à Tanchot, et relative à un enfant de 21 mois, nous a paru beaucoup moins concluante.

La *forme abdominale* est représentée par les variétés diarréique (assez fréquente d'après Bohn) et dysentérique que Semanas dit avoir observée souvent. Est-ce dans le dernier cas de la dysentérie vraie? M. J. Simon ne le pense pas.

Il est une dernière variété que nous aurions pu étudier parmi les formes cérébrales, à côté de la convulsive, c'est la *comateuse* que Grisolle considère comme la plus ordinaire, chez les enfants. Nous n'en avons trouvé aucune observation concluante, car il est bien entendu que nous ne voulons parler ici que de la comateuse pure, *primitive*, mais nullement de la comateuse *secondaire*, qui est l'aboutissant de presque toutes les autres variétés, Semanas, Putégnat croient cependant en avoir observé des exemples. Quant à l'observation de Valleix, elle est de nulle valeur dans le cas présent, car si cet auteur nous dit bien qu'il trouva son petit malade dans un coma complet, il oublie de nous apprendre si celui-ci était survenu d'emblée, ou s'il avait été précédé de mouvements convulsifs. En présence de cette pénurie de faits touchant la forme comateuse de la fièvre pernicieuse, nous avouons que l'opinion de Grisolle nous a beaucoup surpris ; des observations ultérieures sont donc nécessaires pour décider cette question.

III. MARCHE, TERMINAISONS, CACHEXIE PALUDÉENNE.

Chez l'adulte, les fièvres intermittentes ont une durée toujours assez longue ; elles récidivent avec une grande facilité, et lorsqu'elles ont duré un certain temps elles finissent par amener un affaiblissement progressif de la constitution et un état de déchéance organique qui, dans sa période ultime, constitue ce qu'on a appelé la *cachexie paludéenne*. Or, s'il en est ainsi chez l'adulte, cela est bien plus évident, bien plus accentué encore chez l'enfant, et tous les observateurs qui dans ces derniers temps se sont occupés de cette intéressante question de pathologie infantile sont unanimes à reconnaître combien sont fréquentes chez les jeunes sujets les rechutes, les récidives, combien est marquée la tendance à la chronicité, combien encore sont précoces dans leur apparition et rapides dans leur marche les symptômes d'anémie et même de cachexie confirmée. A peine ont-ils subi les premières atteintes du mal paludéen que déjà leur physionomie atteste la gravité de l'empoisonnement auquel ils ont été soumis, et si le traitement a été mal appliqué et mal dirigé, quelquefois même en dépit de la thérapeutique la plus intelligente, l'affection passe à l'état chronique. C'est alors qu'on voit ce jeune baby au teint naguère encore rose et florissant devenir pâle ou d'un blanc jaunâtre, terreux; il perd sa gaieté, son enjouement; il est grognon, abattu, dyspeptique, il vomit, il a de la diarrhée, et tous ces phénomènes à physionomie continue sont traversés par des accès de fièvre revenant tous les jours, sans régularité aucune, à toute heure du jour et de la nuit, et qui chaque fois laissent l'enfant plus malade et plus abattu.

C'est alors aussi que l'auscultation du cœur peut faire quelquefois reconnaître l'existence d'un souffle au premier temps et à la base. M. Bouchut n'a pas pu constater le fait chez les enfants à la mamelle, mais il l'affirme chez les sujets un peu plus avancés en âge. Jusqu'à présent cependant ce n'est encore que de l'anémie, mais une anémie profonde qui pourra aboutir un peu plus tôt ou un peu plus tard à la cachexie confirmée.

Cachexie. — Dans les pays salubres, cette terminaison est exceptionnelle; elle est la règle au contraire dans les pays marécageux et, le plus souvent même ici, la cachexie se développe progressivement après la naissance sans avoir été précédée d'accès fébriles aigus, elle est le résultat d'une intoxication lente dont l'enfant peut même apporter des traces évidentes en naissant. Quoi qu'il en soit, que la cachexie survienne d'emblée ou à la suite d'accès repétés de fièvre, elle se traduit par une aggravation de tous les symptômes énumérés plus haut : le teint devient d'un jaune cireux, les chairs deviennent molles et flasques. L'amaigrissement fait des progrès rapides ; l'enfant ne vient pas, ne se développe pas : c'est alors qu'on voit quelquefois la rate considérablement hypertrophiée se dessiner sous la peau de l'abdomen dont elle remplit une grande partie ; le foie se tuméfie dans un certain nombre de cas ; puis les accidents diarrhéiques augmentent, on observe quelquefois du purpura hémorrhagique, indice de l'altération profonde du sang ; il se produit des œdemes multiples marqués surtout à la face qui est bouffie ; des hydropisies se développent. Rapportées par certains auteurs à la cachexie seule, ces hydropisies sont cependant bien évidemment dans certains cas sous l'influence d'un mal de Bright, et il n'est plus permis de dire aujourd'hui que l'urine ne renferme jamais d'albumine ; c'est un fait au contraire que signalent un certain nombre d'observateurs, et nous-même avons noté le fait dans une des observations qui nous ont été communiquées et que nous aurions certainement publiée si elle n'avait été malheureusement incomplète. Dans certaines autopsies d'ailleurs on a pu constater une dégénérescence amyloïde des reins. Quand les chairs en sont arrivées à ce point, on comprend que la mort ne tarde pas à survenir soit pas le fait des progrès mêmes de la cachexie, soit hâtée par quelques complications telle que la gangrène et plus souvent une broncho-pneumonie.

PRONOSTIC.

Le tableau que nous venons de tracer de la marche et des terminaisons possibles de l'intoxication paludéenne n'est pas de nature, on le voit, à permettre de considérer la fièvre intermittente des enfants comme une affection bénigne et de peu de gravité dans tous les cas ; certes, dans les climats salubres cette marche est exceptionnelle et il est rare que par un traitement bien dirigé on ne puisse se rendre plus ou moins facilement maître de tous les accidents, Cependant, même ici le pronostic est toujours sérieux et ne doit pas être porté à la légère.

1° A l'état aigu, non-seulement il faut compter avec les formes pernicieuses qui, plus fréquentes qu'on ne l'avait cru pendant longtemps, peuvent entraîner très-rapidement la mort des petits malades, mais les convulsions elles-mêmes ne seraient pas, au dire de certains auteurs, aussi innocentes, aussi exemptes de dangers qu'on aurait été tenté de le penser. C'est ainsi qu'Ebrard signale comme conséquences possibles des accès convulsifs (et bien entendu que nous ne parlons pas ici des formes pernicieuses), « des paralysies, des contractures des membres, et voire même des lésions de l'innervation qui, *si la fièvre n'est pas enlevée promptement*, deviennent incurables. »

2° *Pronostic de la marche.* — Plus tard, quand les accès aigus sont passés, il faut songer à ce que nous avons dit de la fréquence des récidives et des rechutes, dès qu'on cesse le traitement ; de la rapidité du développement des accidents anémiques, ce qui nuit beaucoup à l'accroissement du corps et à l'accomplissement des fonctions nutritives ; enfin, de la possibilité de voir, en dépit du traitement, l'affection passer à l'état chronique et aboutir en fin des cause à la cachexie confirmée.

ANATOMIE PATHOLOGIQUE.

Les occasions de pratiquer les autopsies d'enfants ayant succombé à des accès de fièvre intermittente sont rares, a-t-on dit ; de là le silence des auteurs à l'égard de lésions anatomo-pathologiques de cette affection.

Or, 1° pour les pays à fièvre, cette opinion nous paraît fausse ; 2° pour les pays plus salubres où la fièvre intermittente n'existe qu'à l'état sporadique, elle ne nous semble vraie qu'en partie. Ici, en effet, sans parler de la possibilité d'une terminaison fatale dans le cours d'une intoxication chronique arrivée à la période de la cachexie, il suffirait de nommer simplement les formes pernicieuses pour être certain que nombreuses ont été les victimes, et pour nous la raison du silence des auteurs à l'égard de l'anatomie pathologique de l'affection qui nous occupe est la même que celle qui leur avait fait négliger si longtemps d'en décrire la symptomatologie. Pour les pays à endémie nous avouons que pareille indifférence de la part des observateurs nous étonne, mais dans les climats plus salubres, quoi d'étonnant à ce qu'on se montre indifférent à l'égard d'une affection qu'on méconnaît ou qu'on confond avec d'autres ?

Ignorance longtemps absolue de la maladie en question, voilà donc à notre avis la seule raison du silence des observateurs dans nos climats salubres ; mais aujourd'hui nous dira-t-on, il n'en est plus ainsi : c'est vrai ; mais par cela même qu'on connaît bien maintenant la fièvre intermittente des enfants, on la traite convenablement, et voilà comment on peut dire avec quelque apparence de raison que les *occasions de pratiquer les autopsies* sont assez rares : elles ne l'étaient pas ; elles le sont devenues. Nous ne pensons pas d'ailleurs qu'il faille attacher une importance exagérée à cette lacune, d'abord parce qu'elle sera facilement comblée, mais surtout parce qu'il est infiniment probable qu'au point de vue anatomo-pathologique, les différences signalées dans notre travail sur le terrain clinique entre la fièvre intermittente de l'enfant et celle de l'adulte s'effacent, et ici comme là les lésions cadavériques doivent être identiques. Que l'infection paludéenne ne réveille pas le même écho symptomatologique chez un nouveau-né que chez un homme fait, cela se comprend et s'explique aisément par la différence même du terrain dans les deux cas, et n'a du reste rien de spécial à l'affection palustre, mais qu'un poison, un et toujours identique à lui-même, produise dans l'organisme des lésions variables avec l'âge des sujets, voilà ce que nous ne concevrions pas. Nous rappellerons donc d'une façon très-sommaire :

1° *L'état du sang.* — Chez l'adulte, l'altération du liquide sanguin est caractérisée par une diminution rapide et considérable des globules rouges et une forte diminution de l'albumine, indices de la combustion fébrile qui entraînent tous les signes de l'anémie ; quant à l'augmentation des globules blancs, « elle n'est nullement constante, et on ne sait pas encore dans quelles circonstances spéciales la leucocythose succède à la fièvre intermittente. » (Hirtz, art. Fiévre intermittente du dict. Jaccoud.) Chez l'enfant, ces lésions ont pu être etudiées pendant la vie même, et dans une observation que M. Rivet nous a communiquée nous relatons le fait.

Observation IV.

Observation recueillie en l'année 1872 dans le service de M. Bergeron, relative à un enfant de deux ans. — L'examen du sang qui fut pratiqué permet de constater les phènomènes suivants :

Une diminution des globules rouges qui sont moins colorés, se collent ensemble en masses inégales, ét sans ordre dans leur distribution, les uns par rapport aux autres ; la plupart se voient de profil, et sont plus minces, avec les parois plus rétractées (ce qui donne à leur contour un peu d'irrégularité) qu'à l'état sain, pas de crénelure des bords cependant. En même temps que cette diminution très-notable du nombre des globules rouges, il faut signaler au contraire l'augmentation dans le nombre des globules blancs. « L'enfant qui fait le sujet de cette observation habitant Paris depuis six mois, dans u nlogement humide de la rue St-Séverin, et deux mois avant son arrivée à Paris, c'est-à-dire, étant encore à Rochefort où se sont passés les premiers temps de sa vie, il avait été pris tous les soirs régulièrement d'accès de fièvre caractérisés par des frissons, de la chaleur et une abondante transpiration ; ces accès qui ont été en vain traités par le sulfate de quinine, duraient encore lorsque l'enfant fut amené à l'hôpital, le 16 février 1872, et à ce moment on constate que la peau de la face et du corps est très-pâle ; les chairs sont flasques ; la muqueuse pharyngienne est décolorée, le ventre est très-gros, indolore, avec augmentation très-évidente de la matité splénique, sans que la contraction des parois abdominales permette de sentir le bord inférieur de cet organe. L'enfant tousse beaucoup, et il a un peu de diarrhée. L'examen du sang est pratiqué le 18 février, c'est-à-dire deux jours après l'entrée du petit malade à l'hôpital. »

Il est regrettable ici qu'on n'ait pas précisé davantage et par des chiffres l'augmentation du nombre des globules blancs et la diminution des globules rouges, et surtout indiqué le rapport du nombre des premiers à celui des seconds.

Quant à cette autre altération qui consiste dans l'accumulation dans le sang les vaisseaux, les tissus et les principaux organes tels que le foie, la rate, le cerveau, les reins « d'un pigment grenu de couleur jaune-rouge, brune ou même noire » (Hirtz), pigment qui semble produit évidemment par la destruction des globules sanguins ; quant à la mélanémie, en d'autres termes. qu'on observe chez l'adulte « particulièrement dans les fièvres graves, les formes pernicieuses à haute température, ou dans les cachexies avec dégénérescence splénique, » il est probable qu'elle peut se retrouver également dans les mêmes cas chez l'enfant, ainsi que l'atteste d'ailleurs cet aspect basané gris, noirâtre, ardoisé de la peau, que les auteurs signalent dans les pays à endémie palustre chez les jeunes sujets atteints de fièvres intermittentes invétérées.

2° *Etat de la rate.* — Nous avons vu que chez l'enfant aussi l'augmentation de volume de la rate, appréciable par la percussion et la palpation, était un des effets constants de l'empoisonnement paludéen, et nous reverrons tout à l'heure l'importance capitale qu'accordent au point de vue du diagnostic certains auteurs à ce signe qui, souvent difficile à contrôler, d'après M. Jules Simon, dans les formes aiguës du moins, et au début de l'empoisonnement palustre, serait au contraire, moyennant certains artifices d'exploration, très-facilement appréciable dès les premiers accès aigus de la fièvre intermittente (Guiet-Alaboisette), et en tout cas devient très-manifeste, de l'aveu de tous les observateurs, dans la période chronique et plus encore la période cachectique de l'affection. Le développement de l'organe splénique, quelle que soit d'ailleurs la rapidité avec laquelle il se produise, a lieu plus en général dans le sens de la longueur que dans celui de la largeur, et c'est ainsi qu'on a vu quelquefois toute la moitié latérale gauche de la cavité thoracique, de l'aisselle aux aines occupée par l'organe en question, qui formait comme un véritable gâteau limité en dedans par la ligne blanche; quant à la lésion anatomique qui caractérise cette hypertrophie, elle ne diffère en rien de ce qu'elle est chez l'adulte : au début, il y a simple congestion vasculaire, et le tissu splénique de consistance molle, friable, offre une coloration rouge foncé intense; plus tard, lorsque la fièvre prend des allures chroniques, la tumeur splénique subit des altérations parallèles, l'organe s'indure, le tissu acquiert une densité considérable ; enfin on peut observer la dégénérescence amyloïde.

3° *Etat du foie.* — Le fait d'une augmentation de volume du foie appréciable, comme pour la rate, par la percussion et la palpation, a été noté par un grand nombre d'observateurs dans la fièvre intermittente de l'enfant, et nous avons vu même que la pression de l'hypochondre droit déterminait une douleur manifeste dans certains cas. Quant à la cause intime de cette intumescence, elle doit, comme chez l'adulte, être rapportée au début à une tuméfaction hyperémique avec dépôts pigmentaires plus ou moins accentués ; plus tard, des dégénérescences secondaires peuvent se produire également, et M. Jules Simon signale la dégénérescence amyloïde.

4° Enfin les *reins* sont quelquefois aussi chez l'enfant, à n'en pas douter, le siége d'altérations plus ou moins profondes, ainsi que l'attestent les cas incontestables aujourd'hui, cités par plusieurs observateurs d'albuminurie persistante terminée par la mort des petits malades au milieu d'accidents convulsifs ; c'est du reste un fait de la période cachectique de l'infection, et il est probable qu'on doit retrouver dans ces cas non-seulement l'hyperémie avec dépôts pigmentaires, mais aussi une ou plusieurs des lésions beaucoup plus graves et profondes qui caractérisent les différentes formes du mal de Bright. M. Jules Simon est le seul auteur dans lequel nous trouvions notée la dégénérescence amyloïde, ainsi que nous l'avons déjà indiqué pour la rate et le foie.

DIAGNOSTIC.

Tous les observateurs qui, dans ces derniers temps, se sont occupés de la fièvre intermittente des enfants, sont unanimes à reconnaître que le diagnostic en est toujours des plus épineux. Quelques-uns vont jusqu'à dire « qu'il est bien difficile à cet égard de poser un diagnostic certain » (Guiet), et ceux-là même qui ont le mieux étudié l'affection en question sont obligés d'avouer qu'ils ont rencontré parfois dans l'appréciation de quelques-uns de ces cas des difficultés insurmontables. Ceci est vrai dans les pays à endémie palustre, mais est surtout applicable aux fièvres intermittentes des climats plus salubres, et c'est de ces dernières que nous nous occuperons particulièrement ici. Chemin faisant, du reste, dans le cours de notre travail, nous nous sommes expliqué déjà sur les causes de ces difficultés à l'égard du diagnostic et nous allons les résumer en deux mots d'une façon générale. Elles sont au nombre de trois principales :

1° *L'âge des sujets.* — « Le jeune âge des sujets, dit Roger, est un obstacle à l'expérimentation, puisque dans l'immense majorité des cas ils n'avertissent pas de l'invasion du stade de froid, et qu'ils sont d'ailleurs presque toujours incapables de raisonner leurs sensations. » De là la nécessité pour le médecin de voir l'enfant aussi souvent que possible à des heures différentes, et surtout de recommander aux mères ou aux nourrices d'observer ce qui se passe avec la plus scrupuleuse attention.

2° *L'allure symptomatique* spéciale que revêt l'infection paludéenne dans les premiers temps de la vie, de telle sorte que si on n'est pas prévenu du fait, on est exposé à méconnaître la nature des accidents observés, ou à les rapporter à une tout autre cause que celle qui existe véritablement.

3° Enfin la *fréquence extrême des accès intermittents symptomatiques*, et ceux-ci « masquant les autres troubles morbides qui ont pu en être le point de départ, le praticien est alors fort embarrassé pour décider si la fièvre ataxique est essentielle ou symptomatique » (Barrier), et, ainsi que nous l'avons déjà vu, l'erreur est d'autant plus facile à commettre dans ces cas que le sulfate de quinine guérit fort souvent très-bien ces manifestations périodiques symptomatiques, comme si elles étaient réellement d'origine palustre. Quoi qu'il en soit de ces difficultés à l'égard du diagnostic, disons qu'elles ne sont pas les mêmes dans toutes les conditions chez le nouveau-né ou chez l'enfant plus âgé, dans la forme aiguë simple ou pernicieuse de l'empoisonnement paludéen, ou dans sa forme chronique, et nous retrouvons ainsi pour le diagnostic les divisions que nous avons établies à propos de l'étude de la symptomatologie. Donc :

A. Diagnostic de la forme aigue simple.

1° Chez les enfants à la mamelle et au-dessous de 2 ans :

Ce qui rend spécialement difficile ici l'interprétation des phénomènes observés, c'est l'insidiosité même des accès apparaissant à toute heure du jour ou de la nuit, la courte durée de certains de leurs stades, et particulièrement du

(1) Barrier, loc. cit.

stade de froid, ce qui fait qu'il passe aisément inaperçu surtout lorsque la fièvre éclate pendant la nuit ; c'est enfin l'irrégularité de ces accès qui reviennent à des heures différentes pour chacun d'eux, et le caractère peu accusé de la période d'apyrexie qui peut faire croire à un mouvement fébrile continu. Aussi, est-ce surtout à propos des enfants à la mamelle que nous recommanderons aux mères et aux nourrices la plus scrupuleuse attention dans l'observation des phénomènes présentés par les petits malades. Avec M. Jules Simon nous insisterons sur le refroidissement marmoréen si caractéristique des extrémités et qui remplace généralement ici le frisson observe chez l'adulte ; nous insisterons également sur le « *dépouillement de la langue en demi-lune* », auquel l'auteur que nous venons de citer accorde une importance si considérable au point de vue du diagnostic ; enfin la recherche du volume de la rate par la percussion et par la palpation, pratiquée de la façon qu'indique Ebrard, pourra aider singulièrement à fixer le diagnostic s'il est avéré, ainsi que l'affirment cet auteur et d'autres avec lui, que l'hypertrophie splénique apparaisse *dès les premiers jours* de la fièvre.

L'intermittence des accès une fois nettement reconnue, il restera alors à en dégager la cause véritable, et à savoir si on est en présence d'une fièvre paludéenne, ou si on a simplement affaire à des *accès intermittents symptomatiques;* c'est par l'exploration attentive de tous les organes et appareils de l'enfant, et par la nature des autres symptômes observés, qu'on arrivera à pouvoir se débrouiller au milieu de tout ce chaos. Un simple purgatif, un vermifuge si on soupçonne la constipation ou la présence de vers intestinaux d'être la cause des accidents, suffiront quelquefois à éclairer le diagnostic ; mais c'est surtout ici que l'appréciation exacte du volume de la rate sera d'une grande utilité, « *l'hypertrophie splénique ne se rencontrant pas*, au dire des auteurs, *dans les fièvres symptomatiques des affections de l'enfance, autres que l'affection paludéenne.* »

2° Chez les enfants au-dessus de deux ans :

Nous avons vu qu'à cet âge le tableau clinique de la fièvre intermittenie était plus différent encore de celui de l'adulte que cela n'a lieu chez le nouveau-né et dans les deux premières années de la vie, et il nous faudrait signaler toutes ou presque toutes les affections de l'enfance, aiguës ou chroniques même, si nous voulions indiquer toutes les causes d'erreur que le médecin est exposé à commettre dans l'appréciation de la nature de ces maladies; rappelons donc seulement la méningite, la fièvre typhoïde, derrière les symptômes desquelles se cache souvent la maladie véritable, c'est-à-dire la fièvre intermittente, et nous avons dans nos observations rapporté un cas de cette dernière catégorie; inversement d'ailleurs, ces affections peuvent à leur début prendre toutes les allures d'une fièvre paludéenne. Rappelons aussi l'entéro-colite chronique, et surtout la diathèse tuberculeuse qui, dit M. J. Simon, « avant d'éclater sur tel ou tel appareil, prend toutes les allures des affections intermittentes irrégulières. »

Mais, pour tous ces cas, nous rappellerons ce que nous avons déjà dit au chapitre des symptômes : que si la fièvre intermittente des enfants au-dessus de 2 ans est susceptible de prendre le masque d'une méningite ou d'une fièvre typhoïde, par exemple, celles-ci se présentent alors sous une forme bâtarde dans laquelle un ou plusieurs des symptômes caractéristiques de ces affections manquent ou sont très mal accusés, de sorte que cette physionomie incomplète même et comme ébauchée de la maladie est pour nous un signe excellent, en ce qu'il met immédiatement notre attention en éveil. Dans ces cas également nous rappellerons la valeur des signes que nous avons déjà signalés comme appartenant exclusivement à l'infection palustre, tels que le refroidissement marmoréen des extrémités survenant à certains moments, le dépouillement de la langue en demi-lune, enfin l'intumescence de la rate qui, elle encore, manque dans toutes ces affections de l'enfance qui pourraient en imposer pour une fièvre paludéenne.

Si à tous ces signes différentiels nous ajoutons la possibilité de retrouver, dans quelques cas, les traces manifestes d'une intoxication paludéenne antérieure, et les heureux effets de la médication quinique, alors que tous les autres médicaments employés avaient échoué, nous croyons que dans un grand nombre de cas le médecin pourra affirmer nettement son diagnostic.

B. Diagnostic de la forme pernicieuse.

Dans les contrées à endémie palustre, le diagnostic de cette forme est en général facile; mais là, il faut bien l'avouer, c'est un diagnostic plus empirique que raisonné; on sait par l'expérience de chaque jour que dans ces malheureux pays la perniciosité est toujours imminente et que l'infection paludéenne imprime à toutes les manifestations morbides, quelles qu'elles soient, voire même les plus légères, un cachet de gravité tout spécial qui, s'il n'est pas encore la fièvre pernicieuse, ne tardera pas à le devenir; aussi, loin d'attendre le danger, sans même s'assurer qu'il va venir certainement, on le prévient et on a immédiatement recours à la médication antipériodique.

Dans les climats salubres, il en est tout autrement, et le diagnostic acquiert ici une importance capitale. Lorsque l'accès pernicieux éclate *secondairement*, après avoir été précédé, pendant quelques jours, par les symptômes ordinaires d'une fièvre intermittente simple, le diagnostic est encore facile et, quelquefois même, il est possible de soupçonner l'imminence du danger comme lorsque, par exemple, on a remarqué une intensité croissante dans les accès ou quelque aggravation des phénomènes précédents; *secondairement* encore dans le cours d'une intoxication chronique, le diagnostic est facile; mais lorsque l'accès se développe sous sa forme *primitive* et comme manifestation initiale de l'empoisonnement marécageux, le mal surprend alors le médecin par sa soudaineté même et, dans quelques cas qui ne seraient malheureusement pas aussi rares chez les enfants qu'on a bien voulu le dire, le diagnostic est fait rétrospectivement. Aussi quand nous verrons apparaître brusquement, au milieu d'un état de santé satisfaisant jusque-là, des symptômes morbides d'une gravité *immédiatement* exceptionnelle, suivis d'une rémission, sinon complète, au moins très-appréciable, sans que l'exploration attentive et minutieuse de tous les organes et appareils fasse découvrir une lésion suffisante pour légitimer pareille intensité du mouvement fébrile, si en même temps on a pu saisir, à un moment donné, quelque trace d'un refroidissement intense des extrémités et qu'enfin on ait quelque raison de soupçonner la possibilité d'une contagion, il faut intervenir sans retard et administrer le sulfate de quinine.

C. Diagnostic des formes chroniques et cachectiques.

Dans les pays à fièvre, le diagnostic de ces formes est facile, après élimination toutefois des affections diathésiques congénitales, et c'est ici surtout qu'on peut affirmer la valeur considérable au point de vue qui nous occupe de l'augmentation de volume de la rate ; si dans les formes précédentes, en effet, ce signe n'a pu souvent éclairer le diagnostic, soit qu'il manquât réellement, soit que la difficulté de le constater chez les enfants, quand il est peu marqué, le rendît douteux; dans la forme chronique et cachectiques, au contraire, il existe toujours et est facilement appréciable, et c'est dans ces formes, ainsi que nous l'avons déjà dit, qu'on a pu voir la rate occuper la plus grande partie de la cavité abdominale.

Dans les climats salubres, il faut compter avec les mêmes affections chroniques et diathésiques, mais ici l'interprétation symptomatique est beaucoup plus difficile, parce que, dans un grand nombre de cas, on n'a pu, comme plus haut, suivre la filière des phénomènes morbides. Deux états cachectiques de l'enfant doivent être surtout distingués de la cachexie paludéenne ; la syphilis congénitale et l'athrepsie, et nous ne croyons mieux faire que de citer textuellement ici M. Jules Simon :

Diagnostic avec syphilis congénitale. — Si la syphilis est en cause, dit cet auteur, la mère raconte d'ordinaire qu'après plusieurs fausses couches, elle a enfin donné le jour à un ou plusieurs enfants qui n'ont pas vécu. Fût-il le fruit de la première conception, celui qui vous est présenté a été atteint et est encore atteint de coryza chronique. Il a rendu du muco-pus, des croûtes sanglantes quelquefois ; puis son front a pris une couleur grise, des éruptions, des taches, des plaques muqueuses se sont développées au pourtour de l'anus et de l'orifice buccal ; puis un œdème naissant aux malléoles a gagné les jambes et parfois les cuisses. Les doigts sont souvent le siége d'onyxis, et la paume des mains de psoriasis et d'eczéma fendillé ; enfin, ces malheureux petits êtres sont en proie, la nuit, à une agitation et à un mouvement fébrile qui ne les abandonne guère qu'au lever du soleil.

Diagnostic avec l'athrepsie. — Quant à l'émaciation athreptique, elle donne bien lieu à la décoloration des traits et à un profond amaigrissement ; mais elle ne leur imprime pas cette teinte cireuse et terreuse spéciale à la cachexie palustre. Dans l'athrepsie, il n'existe qu'un défaut d'alimentation ; dans l'empoisonnement palustre, l'anémie s'accompagne de troubles fonctionnels de la glande hépatique et, par là, de coloration pigmentaire de la peau. En outre, dans l'état cachectique, le volume excessif de la rate et du foie, les circonstances, le pays, la relation d'accidents fébriles antérieurs, contribueront à vous décider dans le sens de la cachexie palustre (1). »

TRAITEMENT.

Comme chez l'adulte, le traitement de la fièvre intermittente chez l'enfant comporte deux indications bien distinctes. Il faut combattre :

1° Les accidents *immédiats* de l'empoisonnement, c'est le traitement des accès eux-mêmes par les médicaments dits *fébrifuges*.

2° Les accidents *consécutifs*, résultant des accès fébriles eux-mêmes, mais surtout des altérations profondes que fait subir à l'organisme entier le contact prolongé du poison des marais, accidents qui, commençant à l'anémie, aboutissent à l'état spécial dit *cachexie paludéenne*.

(1) J. Simon, loc. cit.

A. Traitement des accidents immédiats de l'empoisonnement palustre.

C'est, disons-nous, le traitement des accès eux-mêmes, et est-il nécessaire d'ajouter que nous entendons par là, non le traitement de l'accès *actuel*, qu'aujourd'hui aucun médecin ne cherche plus à *couper*, comme on disait alors, et ne réclame d'autre indication que celle de favoriser, au contraire, l'évolution de chacun des phénomènes qui caractérisent les trois stades de l'accès fébrile ; mais l'accès *futur* dont il faut chercher à prévenir le retour par l'administration d'un fébrifuge. Nombreux sont les médicaments qui ont été proposés et employés dans ce but, et nous ne perdrons pas notre temps à en faire une énumération aussi fastidieuse qu'inutile. Deux seulement consacrés depuis longtemps par l'usage et dont l'efficacité n'est plus à démontrer, nous occuperont ici : 1° le quinquina et ses dérivés ; 2° l'arsenic.

I°. Quinquina et ses dérivés.

Poudre, extrait, sirop, teinture, décoction administrée par la bouche, ou en lavements, ou sous forme de grands bains : signalons rapidement toutes ces préparations dont deux seulement ont été conservées dans la thérapeutique infantile par M. J. Simon, le sirop et la teinture que ce médecin emploie chez les enfants, au-dessus d'un an, ainsi que nous le verrons plus loin. Mais empressons-nous d'arriver aux préparations journellement employées, la quinine et les sels quiniques. Le sulfate de quinine, le sel quinique par excellence, nous occupera d'abord.

a. *Sulfate de quinine.* — Si chez l'enfant comme chez l'adulte, ce sel est le fébrifuge par excellence, il réclame dans son administration chez le premier, en raison de son amertume extrême, quelques soins, quelques précautions particulières.

1° *Forme médicamenteuse.* — La *poudre* dans du pain azyme ne convient qu'aux grands enfants, chez ceux qui savent avaler; chez les enfants à la mamelle, ce mode d'administration est inapplicable.

Délayée dans du sirop, dans de l'eau, ou dans une potion sucrée, la poudre constitue, d'après Ebrard, une mauvaise préparation. Sous forme pilulaire, ce dernier auteur la rejette également, parce que, dit-il, les enfants la mâchent et que le goût amer qui en résulte ne tarde pas à rendre cette forme du médicament impossible à faire accepter aux petits malades.

La poudre en infusion dans du café noir sucré reste en définitive pour cet auteur et un grand nombre d'autres médecins la préparation la plus commode et la plus agréable. Valleix reproche cependant à l'infusion de café d'être très-excitante; mais, de l'aveu de ce praticien lui-même, cet inconvénient est évité lorsqu'on s'y prend de la façon indiquée par Ebrard. Celui-ci délaie la poudre de sulfate de quinine dans quelques gouttes d'une infusion de café torréfié, puis il ajoute une infusion quelconque en quantité nécessaire pour détruire la saveur amère du médicament (30 gram. environ de liquide pour 0,10 à 0,15 centig. de sel de quinine), il sucre le mélange et ajoute même un peu de lait; les enfants prennent cette boisson sans répugnance. Il paraîtrait même que le café aussi n'est pas sans utilité contre la fièvre, opinion qui est également celle de Delioux cité par Valleix, et en tout cas il ne diminue en rien les propriétés de la quinine.

La poudre peut aussi être administrée en lavement, nous allons y revenir, ou incorporée au beurre de cacao sous forme de suppositoire, ou enfin à l'axonge, et employée en frictions.

2° *Doses.* — La dose est variable suivant le mode d'administration ; par la voie buccale, on donne 10 à 15 cent. par jour (Ebrard, Bouchut); en lavement, il faut doubler la dose; en frictions sous forme de pommade, la dose doit être plus élevée encore, et c'est ainsi que M. Bouchut indique les proportions de 3 gr. du sel quinique pour 30 gr. d'axonge; Ebrard va plus loin (8 gr. de sulfate de quinine pour 45 gr. d'axonge).

3° *Voie d'introduction.* — Ainsi que nous venons de le faire pressentir, le sulfate de quinine peut être administré par la bouche : c'est la voie la plus généralement employée; cependant M. Bouchut dit qu'il ne faut administrer le sulfate de quinine par la voie stomacale qu'aux enfants déjà assez avancés en âge, et cet auteur préfére les lavements chez les petits enfants. Il est à remarquer du reste que dans certains cas on n'a pas le choix, et quand il est absolument impossible de faire prendre le sel quinique par la bouche, que l'indication est pressante, force est bien d'avoir recours à la voie intestinale; mais sauf ces cas particuliers, la plupart des auteurs ne paraissent pas adopter volontiers ce mode d'administration du médicament, se fondant sur ce que les enfants ne savent ni ne peuvent retenir le lavement (Ebrard, Guiet), de telle sorte que le sel quinique n'est pas absorbé ; aussi faut-il ne donner les lavements que très-peu copieux et à doses fractionnées (Barrier) ; enfin il faut éviter d'y ajouter de l'acide sulfurique qui peut donner, ainsi qu'Ebrard en rapporte un exemple, des coliques affreuses, et c'est pour parer à ce danger que M. Bouchut dissout le sulfate de quinine dans du vinaigre. Il est une dernière voie d'introduction du sulfate de quinine chez l'adulte, c'est la voie endermique et hypodermique. A la première méthode on reproche d'être très-douloureuse, et à la seconde de donner lieu à des accès dermiques : nous n'avons pas d'éléments suffisants pour juger dans le premier cas, et, quant au second mode d'introduction du sel quinique, nous ne voyons pas qu'aucun auteur l'ait jamais employé chez l'enfant.

b. *Quinine brute.* — Trousseau se fondant sur ce que cet alcaloïde du quinquina est tout aussi fébrifuge que le sulfate de quinine, qu'il a d'ailleurs sur ce dernier l'avantage d'être insipide, et qu'enfin étant de consistance résineuse, il se ramollit à la chaleur des doigts, de sorte qu'on peut en faire des pilules d'une ténuité extrême faciles à avaler, a proposé de substituer le quinine brute au sel quinique dans la médication infantile, et certains auteurs ont adopté cette pratique. M. Bouchut emploie même à peu près exclusivement ce médicament chez les enfants à la mamelle et jusqu'à trois ans; après avoir réduit l'alcaloïde en petits grains, ce médecin les fait prendre aux enfants, aussitôt après leur accès de fièvre, à la dose de 20 à 40 centigr. par jour, et incorporés à de la semoule ou à une conserve de fruits. Ebrard (de Bourg), qui lui aussi se range à l'avis de Trousseau fait remarquer que la préparation de quinine doit être extemporanée, car celle-ci « mélangée depuis quelque temps, enveloppée dans de la confiture ou des fruits cuits, se ramollit, s'attache au palais, et *devient amère.* » En définitive, le sulfate de quinine et la quinine brute, voilà les deux dérivés du quinquina employés à peu près exclusivement aujourd'hui dans la médication antipériodique, et cela s'applique également bien d'ailleurs à la fièvre intermittente des adultes et à celle des enfants; dans ces derniers temps cependant, on a préconisé d'autres sels quiniques qui auraient les mêmes propriétés fébrifuges que le sulfate et n'auraient pas certains de ses inconvénients; nommons-les : pour mémoire, car ils n'ont pas reçu une sanction suffisante de l'expérience. Ce sont le bromhydrate préconisé par Gubler, le tartrate et le valérianate de quinine.

c. *Quinoïdine.* — Enfin, dans un mémoire publié cette année même et qui a pour titre : « *Du traitement des fièvres intermittentes telluriques par la quinoïdine* » le Dr S. Burdel (de Vierzon) a préconisé, même chez les enfants, la quinoïdine, alcaloïde résinoïde provenant du quinquina, et, qui doué de propriétés éminemment fébrifuges *plus puissantes que la quinine elle-même dans les fièvres rebelles, quartes et dans la cachexie tellurique*, joindrait à tous ces avantages celui d'être d'un prix relativement minime, ce qui, ajoute ce médecin, « *serait le principal, le seul motif même qui lui a fait donner la préférence à cette résinoïde dans les cas signalés ci-dessus.* »

Chez les enfants, depuis la naissance jusqu'à 2 ans, le Dr Burdel donne la quinoïdine à la dose de 0,10 centigr., dissoute dans du café très-sucré; chez ceux de 2 à 6 ans, à la dose de 0,20 à 0,30 centigr. et le plus généralement en une fois.

Moment de l'administration des préparations de quinine. — On remarquera que jusqu'à présent nous ne nous sommes pas occupé d'indiquer le moment qu'il convient de choisir pour administrer les préparations de quinine. C'est qu'en effet sur ce point les auteurs ne donnent pas grands renseignements ; il est bien entendu, d'ailleurs, que nous ne voulons parler ici que de la forme simple de l'empoisonnement palustre, car dans la forme pernicieuse on agit quand on peut et aussitôt qu'on peut ; mais dans la première, y a-t-il un moment qui convienne surtout pour l'administration du médicament, ainsi que cela a lieu chez l'adulte ? Faut-il donner tout le médicament en une seule fois, ou à doses fractionnées ? M. Bouchut se contente de dire qu'il administre le sulfate de quinine ou la quinine brute vers le soir ou après la fin de l'accès. Barrier, se fondant sur la rapidité plus marquée de l'absorption chez l'enfant, dit qu'on peut lui administrer la quinine dans un moment plus rapproché de l'accès, quand le temps presse. Enfin, Guiet préconise la méthode des doses fractionnées, « *parce que si on donne d'un seul coup des doses un peu considérables, on risque de soulever l'estomac et de provoquer des vomissements.* »

II°. ARSENIC.

L'arsenic a été, nous le savons, préconisé dans le traitement des fièvres intermittentes chez l'adulte, particulièrement dans la forme chronique de l'empoisonnement palustre, et dans les cas invétérés où le sulfate de quinine avait échoué. On a essayé également ce médicament chez les enfants, mais l'irrégularité de son mode d'action, jointe aux dangers que son administration présente à cet âge de la vie, l'ont fait à peu près abandonner complétement par les médecins, en dépit des efforts de Boudin pour remettre en honneur les préparations d'arsenic dans les fièvres palustres « *même chez les enfants.* »

Ebrard seul, parmi les médecins dont nous avons lu les

travaux sur l'affection qui nous occupe, signale l'emploi de l'acide arsénieux, « *qu'il faut manier avec une extrême prudence, à doses fractionnées, depuis 1/2 milligr. jusqu'à 1 milligr.,* » et encore ce médecin avoue-t-il avoir dû renoncer à l'usage de ce médicament.

Il ne nous reste plus qu'un mot à dire sur la durée du traitement; ce serait une erreur de croire, en effet, que l'accès passé ne s'étant plus reproduit, on fût en droit de cesser le traitement : une prompte réapparition des accidents ne tarderait pas à être la conséquence de cette pratique imprudente; il faut au contraire continuer le traitement pendant quelques jours encore après la disparition complète des accidents aigus, en se contentant de diminuer seulement et d'éloigner les doses, trop heureux encore quand malgré toutes ces précautions, on ne voit pas les accès récidiver, et l'affection passant à l'état chronique nécessiter l'usage du sel quinique pendant des mois encore et même davantage!

B. TRAITEMENT DES ACCIDENTS CONSÉCUTIFS.

Ici nous serons très-bref, car rien n'est spécial à l'enfant; c'est au début l'anémie qui est en cause; on la combattra par les moyens ordinaires, les préparations martiales, le sirop de quinquina ou le sirop d'écorces d'oranges. et chez l'enfant plus âgé, les bains de mer, l'hydrothérapie, etc. Plus tard, quand la cachexie sera arrivée, en dépit des efforts du médecin pour s'y opposer, on aura recours encore aux mêmes moyens, et on combattra chemin faisant toutes les nombreuses complications qui pourront survenir.

Si maintenant, jetant rapidement un regard en arrière,

nous embrassons d'un coup d'œil d'ensemble tout ce que nous venons de dire du traitement de la fièvre intermittente de l'enfance, nous pourrons nous convaincre que toutes réserves faites de la susceptibilité particulière à cet âge, qui n'est d'ailleurs ni plus ni moins marquée à l'égard de la médication antipériodique qu'à l'égard de toutes les autres, nous convaincre, disons-nous, que les moyens thérapeutiques employés chez l'enfant pour combattre les accidents résultant de l'intoxication paludéenne ne diffèrent guère de ceux qu'on emploie chez l'adulte dans les mêmes conditions, et la plupart des auteurs, jusque dans ces derniers temps, ont singulièrement exagéré les difficultés d'application de la médication antipériodique, chez les jeunes sujets. C'est surtout à M. Jules Simon qu'il appartient d'avoir mis nettement en lumière et d'avoir démontré par des preuves irrécusables que si les difficultés sont réelles, elles ne sont du moins pas insurmontables dans l'immense majorité des cas; c'est donc, en nous appuyant de l'autorité de ce médecin que nous résumerons brièvement le traitement de la fièvre paludéenne chez les enfants.

1° Chez les enfants à la mamelle au-dessous de deux ans, l'administration du sulfate de quinine par la bouche n'est guère applicable, mais on a la ressource de la voie intestinale; elle est bien moins sûre, il est vrai, que les voies digestives supérieures, mais en s'entourant de certaines précautions, telles que : « 1° de donner le lavement de sulfate de quinine avec une petite seringue en verre ou en étain, de façon à être bien sûr que tout le liquide injecté passe dans l'intestin et qu'il n'en reste pas la moitié au fond de la seringue ou dans l'irrigateur; 2° de n'injecter à la fois que la valeur de 2 ou 3 cuillerées à bouche seulement; 3° d'administrer une dose double de celle qu'on aurait donnée par la bouche, le mucus alcalin qui recouvre la muqueuse rectale *en neutralisant en partie l'absorption*; 4° enfin, d'ajouter une goutte de laudanum pour stupéfier la musculeuse rectale et empêcher que le lavement ne soit trop tôt rejeté, » grâce à toutes ces précautions, on pourra être presque certain que le médicament sera conservé et absorbé. Chez les enfants de cet âge, M. J. Simon emploie, concurremment avec les lavements, les frictions quiniques sous les aisselles et aux jarrets, aux plis de l'aine avec une pommade composée de partie égale de cold-cream et de sulfate de quinine; mais cette pratique n'est plus utile chez les enfants plus âgés, car alors la difficulté et la lenteur de l'absorption cutanée en font une médication tout à fait insuffisante.

2° Chez les enfants au-dessus de 2 ans et jusqu'à l'âge de 4 à 5 ans. Ici, la voie buccale doit être préférée, puisqu'elle est plus sûre et qu'on peut y avoir aisément recours. M. Jules Simon donne alors le sulfate de quinine « soit dans du café, soit dans de la glycérine sucrée avec du sirop tartrique, soit dans de petites pilules d'un centigramme, argentées et noyées dans de petits amas de confitures de groseille et que les enfants prendront avec la même facilité que les granules de semen-contra qu'on leur donne journellement de la même façon. »

A cet âge, on pourra également avoir recours au sirop de quinquina chargé de teinture de quinquina, qu'on fait prendre avant le principal repas de l'enfant. Voilà pour la forme médicamenteuse. Quant à la dose, elle est de 0,05 à 0,10 et 0,15 centigr. en lavement chez les enfants au-dessous de 2 ans, de 0,25 à 0,30 centigr. par la bouche chez les enfants qui ont dépassé 2 ans, ou 0,40 centigr. en lavement. Comme on le voit, les doses indiquées par M. J. Simon sont un peu plus élevées que celles employées en général par les autres auteurs, et quand il s'agit de combattre des accès violents il continue même chez les enfants au-dessus de 2 ans « à donner des doses de 0,05 centigr. d'heure en heure jusqu'à ivresse quinique. Enfin, quant au mode d'administration, voilà celui qu'adopte M. J. Simon chez les enfants au-dessus de 2 ans; il fait prendre 10 à 12 heures, si c'est possible, avant l'arrivée présumée de l'accès et de préférence immédiatement avant le repas, « une dose masssive de sel quinique (10 à 20 centigr.), en une, deux ou trois fois dans une heure, puis échelonne une série de petites doses jusqu'au moment présumé de la fièvre, ou jusqu'aux symptômes de quinisme. »

Néanmoins nous ne serions pas complet encore si nous n'ajoutions, pour finir, que toutes les considérations auxquelles nous venons de nous livrer s'appliquent seulement à la cure des accès aigus, et c'est maintenant qu'on peut dire avec vérité que le traitement de la fièvre intermittente des enfants présente les plus sérieuses difficultés ; mais celles-ci sont le fait, non plus de la médication elle-même, mais de la maladie, de sa tendance remarquable à cet âge aux récidives, à la chronicité, à la cachexie même, et à la nécessité de continuer alors l'emploi des préparations de quinquina pendant un temps d'une longueur souvent désespérante.

CONCLUSIONS.

1° La fièvre intermittente vraie des enfants longtemps passée sous silence par les auteurs, particulièrement celle des enfants à la mamelle, est beaucoup plus fréquente qu'on n'avait pensé jusque dans ces derniers temps, non-seulement dans sa forme simple, mais aussi dans sa forme pernicieuse, non-seulement dans les pays à endémie palustre, mais dans les climats salubres même, et en particulier dans les grands services hospitaliers de Paris ;

2° Ses causes n'ont rien de spécial à l'âge des sujets ; elle a la même origine et la même nature que celle des adultes, car nous avons eu exclusivement en vue dans ce travail la fièvre paludéenne vraie, essentielle, idiopathique, dontnous avons eu soin de séparer nettement les accès fébriles intermittents symptomatiques dont la fréquence si grande chez l'enfant n'a pas peu contribué à tromper si longtemps la sagacité des observateurs ;

3° Ses symptômes méritent d'être étudiés :

a. Chez l'enfant à la mamelle et dans les deux premières années de la vie ;

b. Chez l'enfant au-dessus de deux ans et jusqu'à cinq ou six ans.

La physionomie clinique est essentiellement différente à ces deux âges, et à ces deux âges également se distingue par des caractères très-tranchées de la fièvre intermittente de l'adulte ; quelques faits exceptionnels, mais trop peu nombreux (nous en avons rapporté nous-même un cas), ne suffisent pas à infirmer la règle générale précédente.

4° Le diagnostic, toujours épineux ici, présente quelquefois même des difficultés insurmontables à l'égard desquelles le sulfate de quinine n'est malheureusement pas la pierre de touche infaillible dans tous les cas. Ces difficultés tiennent :

a. A l'âge des sujets qui ne peuvent ni avertir de l'imminence du danger, ni rendre compte des sensations qu'ils éprouvent ;

b. A la fréquence extrême chez les jeunes enfants des accès fébriles intermittents symptomatiques survenant souvent à l'occasion du trouble organique le plus léger ; mais surtout

c. A l'allure clinique spéciale que l'affection revêt d'une part, depuis la naissance jusqu'à 2 ans, et d'autre part, depuis deux ans jusqu'à six ans, allure telle que dans le premier cas, on est exposé surtout à méconnaître la fièvre intermittente, et dans le second à la confondre avec toutes les affections aiguës ou même chroniques du jeune âge dont elle prend le masque, et derrière les symptômes apparents desquelles elle dissimule la véritable nature du mal.

5° La marche présente aussi des caractères spéciaux qui accentuent encore les différences si profondes déjà entre la fièvre intermittente chez l'enfant et chez l'adulte ; c'est ainsi que chez le premier la tendance aux rechutes, aux récidives est plus marquée encore que chez le second, la tendance à la chronicité plus évidente, l'anémie consécutive et la cachexie confirmée même plus rapide dans son apparition, et plus difficile à guérir, d'où il résulte que tous ces caractères joints encore à la fréquence plus considérable qu'on n'avait cru des formes pernicieuses et à l'existence de certaines autres complications, rendent

6° Le pronostic de cette affection plus sérieux que chez l'adulte.

7° Le traitement enfin présente quelques particularités rélatives, non pas tant aux difficultés de faire prendre le sulfate de quinine aux enfants, difficultés qu'on a beaucoup exagérées, non pas tant non plus à la posologie spéciale à l'âge des sujets, et qui est ici pour la préparation de quinquina et ses dérivés ce qu'elle est pour tous les autres médicaments, qu'à la nécessité surtout où on se trouve de prolonger quelquefois la médication pendant des mois, des années, et même toute la vie, ainsi que l'ont établi les recherches de M. Jules Simon, qui a fait faire à l'étude de la fièvre intermittente du jeune âge un pas si considérable.

PARIS.—A. PARENT. Imp. de la Faculté de Médecine, r. M.-le-Prince, 29-31.

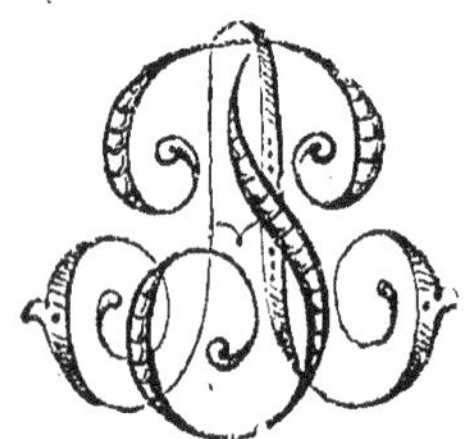